Generalisierte Angststörung

Sigrun Schmidt-Traub

Generalisierte Angststörung

Ein Ratgeber für übermäßig besorgte und ängstliche Menschen

2., überarbeitete Auflage

hogrefe

Dr. rer. pol., Dipl.-Psych., Dipl.-Soz. Sigrun Schmidt-Traub, Studium der Psychologie und Soziologie in Tübingen, Hamburg, Berlin, Frankfurt und an der Yale University in New Haven (USA). Promotion an der FU Berlin. Ausbildung in Verhaltens-, Gesprächspsycho- und Hypnotherapie. Eigene psychotherapeutische Praxis und Lehrtätigkeit an Universitäten. Dozentin und Supervisorin an verschiedenen Ausbildungsinstituten für Klinische Verhaltenstherapie.

Bibliografische Information der Deutschen Nationalbibliothek

Die Deutsche Nationalbibliothek verzeichnet diese Publikation in der Deutschen Nationalbibliografie; detaillierte bibliografische Daten sind im Internet über http://dnb.dnb.de abrufbar.

Hogrefe Verlag GmbH & Co. KG
Merkelstraße 3
37085 Göttingen
Deutschland
Tel. +49 551 999 50 0
Fax +49 551 999 50 111
verlag@hogrefe.de
www.hogrefe.de

Umschlagabbildung: © Purestock – Getty Images
Satz: ARThür Grafik-Design & Kunst, Weimar
Druck: Media Print Informationstechnologie, Paderborn
Printed in Germany
Auf säurefreiem Papier gedruckt

2., überarbeitete Auflage 2017

(E-Book-ISBN [PDF] 978-3-8409-2843-7; E-Book-ISBN [EPUB] 978-3-8444-2843-8)
ISBN 978-3-8017-2843-4
http://doi.org/10.1026/02843-000

Für Solveig

Inhaltsverzeichnis

Einleitung

Unbegründete Angstreaktionen und Angststörungen sind weit verbreitet. Die Neigung zu Überängstlichkeit ist teils angeboren, teils wird sie durch Erziehung und negative Erlebnisse begünstigt. Anhaltende Ängstlichkeit beginnt meist schleichend und geht mit Unruhe, Konzentrationsstörungen, Muskelverspannungen (manchmal bis über die Schmerzgrenze hinaus), Schlafstörungen und Erschöpfung einher. Menschen mit ausgeprägter Überängstlichkeit, die sich viele Sorgen machen und sich vor künftigem Unheil fürchten, haben eine generalisierte Angststörung entwickelt. Ohne Behandlung folgen häufig depressive Verstimmungen. Die *generalisierte Angststörung* ist die jüngste Angststörung; sie wurde erst 1980 aus der Taufe gehoben und zu einer eigenständigen Angstdiagnose erklärt (in der 3. Revision des Diagnostischen Statistischen Manuals – DSM-III – der American Psychiatric Association). Die Angstinhalte der generalisierten Angststörung betreffen künftige gefürchtete Ereignisse und Entwicklungen – alltägliche wie globale. Es kommen seltener äußerlich erkennbare Auslöser vor. Da die Diagnostik und Behandlung der generalisierten Angststörung bislang weniger gründlich untersucht ist als die von anderen Angststörungen (Panikstörung, Agoraphobie, spezifische Phobien, soziale Phobie bzw. soziale Angststörung, Zwangsstörung und posttraumatische Belastungsstörung), wird sie seltener erkannt oder richtig eingeschätzt. Infolgedessen bleiben überängstliche Personen häufig unterversorgt und unbehandelt.

Generalisierte Angst geht mit erheblichem Leidensdruck einher und verursacht dem Gesundheitssystem hohe Kosten. Studien belegen, dass Personen, die unter einer Angststörung leiden, insbesondere unter Panikstörung oder generalisierter Angststörung, wegen körperlicher Beschwerden häufiger den Arzt aufsuchen.

Mit generalisierter Angststörung gehen *chronische Angstzustände (Angstepisoden)* und folgende Beschwerden einher:

- *Befürchtungen*, es könnten schreckliche Dinge passieren,
- *sorgenvolle Gedanken* und
- oft über Stunden anhaltende *ängstliche Erregung*, begleitet von zahlreichen körperlichen Beschwerden.

Überängstliche Menschen erleben große Teile der Welt als unsicher, bedrohlich und gefährlich. Im Alltag sehen sie häufiger Risiken und schlimme Entwicklungen auf sich zukommen, machen sich unverhältnismäßig viele Sorgen und werden dabei angespannt. Die stundenlangen Befürchtungen, Sorgen und Erregungszustände, begleitet von körperlichen Beschwerden, sind quälend und erschöpfen auf Dauer. Der körperlichen Symptome wegen glauben viele, sie wären körperlich krank und suchen immer wieder einen Arzt auf. In den meisten Fällen wird die generalisierte Angststörung erst nach Jahren richtig diagnostiziert.

Bis die generalisierte Angststörung erkannt wird, haben Personen mit chronischer Ängstlichkeit oft einen leidvoll langen Weg hinter sich. Unbehandelt bleibt sie in den meisten Fällen lebenslang bestehen. Die Mehrzahl der Personen mit generalisierter Angst haben noch weitere psychische Störungen, von denen viele während des Angstverlaufs hinzukommen.

Die folgenden vier Beispiele sind typische Erscheinungsformen einer generalisierten Angststörung. Schauen Sie, ob Ihnen einige der geschilderten Beschwerden vertraut sind. Falls ja, kann Ihnen dieses Buch eine Hilfe sein.

Beispiel: Lilo

Lilo, 35 Jahre, war bereits als Kind überängstlich. Ihre Eltern trennten sich, als sie vier Jahre alt war. Nachdem der Vater auszog, hatte sie schreckliche Angst, auch noch die Mutter zu verlieren. Hinzu kamen Befürchtungen, in der Schule etwas verkehrt zu machen und leistungsmäßig zu versagen. Ihr älterer Bruder war der wesentlich bessere Schüler und für sie stets ein unerreichbares Vorbild. Noch heute fürchtet sich Lilo davor, folgenschwere Fehler zu machen, insbesondere beim eigenen Lohnsteuerjahresausgleich oder in ihrer Halbtagstätigkeit bei einer Steuerberaterin. Außerdem lebt sie in ständiger Erwartungsangst, dass ihrem Mann, der kleinen Tochter oder ihr selber etwas zustoßen könne. Ihre Vorstellungen kreisen um bedrohliche Ereignisse, wie Krebserkrankung, Terror, Unfälle oder Umweltschäden. Sie hat panische Angst vor der jährlichen Krebsvorsorgeuntersuchung und vor Strahlenschäden bei der Tochter, denn vor kurzem wurde in der Nähe ihres Kindergartens ein Mobilfunkverstärker aufgestellt. Ferner hat sie Angst, dass sie oder ihr

Mann die Kündigung bekommen: Das würde sozialen Abstieg bedeuten. Ihre Chefin erkennt ihre Leistung an. Dennoch überlegt Lilo morgens beim Aufwachen jedes Mal aufs Neue, was im Büro schiefgehen und welche Fehler sie übersehen könnte. Dabei ist ihr noch nie etwas wirklich Schlimmes passiert. Im Gegenteil, ihr berufliches Handeln (und das ihres Mannes) war stets korrekt und einwandfrei. Außerdem sind alle gesund. Ihre Befürchtungen und Sorgen führen zu einem Erregungszustand, der den Großteil des Tages anhält und von Herzrasen, Schwindel, Appetitmangel, Konzentrationsproblemen, Selbstvorwürfen, geringem Selbstwertgefühl und depressiven Verstimmungen begleitet wird. Meist hat sie wenig Freude an Aktivitäten.

Lilo leidet unter einer ausgeprägten generalisierten Angststörung und länger anhaltenden Depressionen (Dysthymie), die offensichtlich eine Folgeerscheinung der Angst sind.

Beispiel: Nick
Nick, 48 Jahre, fühlt sich „zentnerschwer, erschöpft und schwach“, als wäre er an Grippe erkrankt. Seine Ärzte finden nichts Organisches. Als Kind war er zwar sensibel, aber nicht ungewöhnlich ängstlich. Die Beschwerden traten erst vor fünf Jahren nach großem Ärger am Arbeitsplatz auf. Seither sorgt er sich nicht nur um die eigene Gesundheit und die seiner Angehörigen, sondern auch um seine Vergesslichkeit, Arbeitsfähigkeit, Altersbezüge und die Versorgung von Frau und Kindern. Als nicht verbeamteter Lehrer befürchtet er, den Leistungsanforderungen der Realschule bald nicht mehr gewachsen zu sein und in die Armutsfalle zu geraten. In jeder freien Minute überlegt er, welche unangenehmen Herausforderungen auf ihn zukommen und was schieflaufen könnte. Vor lauter Anspannung hat er Beklemmungsgefühle und Muskelschmerzen, fühlt sich ausgepumpt, kann sich kaum auf die Unterrichtsvorbereitung konzentrieren und schläft schon lange nicht mehr durch. Das deprimiert ihn mehr und mehr und belastet sein Selbstvertrauen. Um sich zu schonen, geht er abends nicht mehr aus und meidet Alkohol sowie jedwede körperliche Anstrengung. Nur seiner Tätigkeit als Lehrer geht er noch regelmäßig nach. Die Arbeit fällt ihm zwar zunehmend schwer, aber er muss ja seine vierköpfige Familie ernähren.

Trotz der extremen Anspannung hat Nick nur eine mittelschwere generalisierte Angststörung. Da sie erst mit 43 Jahren unter starker Belastung auftrat, wird eine geringere Angstdisposition angenommen. Zusätzlich hat er eine leichte depressive Episode.

Beispiel: Martin

Martin, 29 Jahre, hat Angst, schwerwiegende Fehler bei der Arbeit in einem großen Energiekonzern zu begehen, die zu einer Kündigung führen könnten. Die Angst fing bereits während der Lehre im selben Konzern vor 12 Jahren an. Seither befürchtet er Kritik von Vorgesetzten. Des Weiteren sorgt er sich um seine Gesundheit, hält sich für körperlich schwach und befürchtet, in naher Zukunft arbeitsunfähig zu sein. Aus diesem Grund schont er sich, wo er nur kann, vermeidet auch Sport, obwohl er früher gerne sportlich tätig war, hilft seinen Eltern nicht mehr im Garten und legt sich nach Feierabend wie ein Rentner auf die Couch. Inzwischen ist er sogar überzeugt, einer Radtour mit seiner an Diabetes erkrankten Freundin nicht mehr gewachsen zu sein. Zudem befürchtet er, in seiner Rolle als Ersatzvater bei ihrem 12-jährigen Sohn zu versagen und deswegen von ihr verlassen zu werden. Vom Aufwachen an macht er sich endlos Sorgen, klagt über innere Erregung, Ein- und Durchschlafstörungen, Appetitverlust, Übelkeit, Druck im Oberbauch und Brustwirbelbereich, Gliederschmerzen, weiche Knie und zittrige Hände. Oft ist er gereizt, lustlos und niedergeschlagen.

Martin leidet an generalisierter Angststörung, Depressionen (Dysthymie), leichten sozialen Ängsten und an einer Somatisierungsstörung (weil er viel über wechselnde körperliche Beschwerden klagt, z. B. Reizdarm, Bauchschmerzen, Husten usw., die nicht durch eine körperliche Krankheit zu erklären sind, mit denen er sich aber dennoch stark beschäftigt). Sein Hausarzt hat ihm vor einem halben Jahr zum wiederholten Mal ein Antidepressivum (vgl. S. 145) verschrieben, das seinen Angaben zufolge aber nur mäßig wirkt.

Beispiel: Karin

Karin, 45 Jahre, war schon als kleines Kind sehr ängstlich. Ihre Mutter und zwei der drei Geschwister haben ebenfalls Angststörungen. Seit dem Tod des Vaters vor neun Jahren ist Karin besonders angespannt, ängstlich und unsicher. Sie hält sich weder für ausreichend belastbar noch für genügend leistungsfähig im Beruf, sodass ihre Sorgen auch um ihre finanzielle Absicherung in der Zukunft kreisen. Von Beruf ist sie Bankkauffrau. Gerade wechselte sie auf eigene Veranlassung von der Rechtsabteilung ihrer Bank in eine andere Abteilung. Der Grund: Sie hatte zu viel Mitgefühl mit den vielen traurigen Schuldnerschicksalen und sorgte sich endlos um diese Menschen. Sie sorgt sich auch um die Unversehrtheit ihres 16-jährigen Sohnes und um seine künftige berufliche Entwicklung. Nach zwei gescheiterten Partnerschaften mit alkoholkranken Männern befürchtet sie zudem Beziehungsprobleme mit dem jetzigen Partner. Auch künftige gesellschaftliche und weltpolitische Entwicklungen ängstigen sie. Häufig ist sie entscheidungsunsicher und leidet unter fehlendem Selbstvertrauen. Infolge ihrer Befürchtungen kommt es zu lang anhaltenden Spannungszuständen, bei denen sie denkt: „Ich schaffe es nicht“, unruhig wird, „vom Magen bis zu den Ohren angespannt“ ist, „Magenkrämpfe“, Druck in Nase und Ohren sowie Schweißausbrüche bekommt. Ihre körperlichen Kräfte haben nachgelassen und sie fühlt sich müde und abgespannt. Zwei- bis dreimal die Woche tritt heftige Angst auf, meist wenn sie in Hetze ist; es sind Panikattacken. Die Panik dauert etwa 10 bis 15 Minuten. Besonders viel Angst machen ihr Schwindel und Herzrasen. Bis vor Kurzem hatte sie noch agoraphobische Ängste (vgl. S. 56), vermeidet aber nichts mehr seit der vorausgegangenen stationären Verhaltenstherapie.

Karin hat eine generalisierte Angststörung, begleitet von Panikstörung ohne Agoraphobie.

Beachte:

Überängstliche Personen fürchten sich in übertriebener Form vor Gefahren im Alltag, deren Eintretenswahrscheinlichkeit sie enorm überschätzen und deretwegen sie kaum mehr Ruhe finden.

Die Inhalte der Befürchtungen von Personen mit generalisierter Angst spiegeln alltägliche Probleme bei sich oder nahestehenden Personen wider (wie Erkrankung, Partnerverlust, finanzielle Engpässe, berufliche Fehlschläge) oder gesellschaftliche Konflikt- und Problembereiche (wie Ausgrenzung, Krieg, Terror, Klimawandel). Negative Ereignisse im öffentlichen Raum, im Berufsleben oder im familiären Umfeld werden als bedrohlich erlebt und schwarz gemalt. Sie glauben oft nicht daran, dass sich diese Gefahren verhüten lassen.

Aufbau des Buches

Um die generalisierte Angststörung leichter zu erkennen und zu verstehen, wird der Leser in den *Kapiteln 1 bis 3* über ihre Erscheinungsformen, ursächlichen und aufrechterhaltenden Bedingungen sowie über häufig begleitende psychische Störungen aufgeklärt. In den meisten Fällen tritt die generalisierte Angststörung mit anderen psychischen Störungen gemeinsam auf. Deshalb ist eine präzise diagnostische Einschätzung besonders wichtig. Die richtige Auswahl der Behandlungsmöglichkeiten und die therapeutischen Wirkungen hängen immer von der Güte der Diagnose ab: *Ohne genaue Diagnose keine erfolgreiche Therapie.*

Nur *Einsicht* in die Entstehungsbedingungen der generalisierten Angst allein *reicht nicht* aus, um die Störung zu beheben. Die Ängste müssen bearbeitet werden. In den *Kapiteln 4 bis 11* finden Sie eine ganze Reihe von *Selbsthilfemöglichkeiten*, ebenso wie *therapeutische Hilfen* zur Behebung von starker Erregung und Anspannung und zur Veränderung von Sorgen, Grübeleien und dem Gefühl des Ausgeliefertseins. Im Anhang stehen Ergebnisse aus der Grundlagenforschung, Hinweise zur Medikamentierung und Arbeitsblätter.

1 Normales und gestörtes Angsterleben

Zu den grundlegenden Gefühlen des Menschen gehören angenehme, weniger angenehme und sehr unangenehme Gefühle wie Freude, Überraschung, Neugierde, Traurigkeit, Ekel, Verachtung, Wut oder Angst. Ängste hat jeder bisweilen, etwa die Angst, nicht mehr geliebt zu werden, den Arbeitsplatz zu verlieren, zu verarmen oder krank zu werden.

Angst ist facettenreich und hat ganz unterschiedliche Funktionen: Milde Angst löst Kitzel aus und steigert Spannung, Lust und Vergnügen. Eine leicht bis mittelmäßig ausgeprägte Angst intensiviert das Risikoverhalten und die Anstrengung vieler Menschen. Das steigert ihre Leistung, egal, ob es sich um berufliche Aufgaben oder um ausgesprochen waghalsige Manöver handelt wie Bühnenauftritte vor kritischem Publikum oder Geschwindigkeitsklettern an einer Steilwand in schwindelerregender Höhe. Wird die Angst jedoch zu stark, z. B. in einer Prüfungssituation, dann schneidet der Prüfungskandidat schlechter ab. Selten kommt es zum Extremfall Denkblockade.

Starke Angst löst Schutz- und Sicherheitsverhalten aus. Davon gibt es viele Varianten: Sie reichen von vorsichtiger Annäherung bis zu kämpferischem Draufhauen oder von Wegschauen bis zu fluchtartigem Davonlaufen.

Angst ist ein unverzichtbares, menschliches Grundbedürfnis. Als Alarmsystem wirkt es wie eine Schutzvorkehrung. Im Moment der Gefahr wird der Körper durch Stresshormonausschüttung auf Hochleistung getrimmt: Bei Angst ist der Mensch zu kurz entschlossenem, raschem und oft auch kraftvollem Handeln fähig, ohne dass er lange überlegen muss. Er kann sich dann genau so verhalten, wie die gefährliche Situation es erfordert (vgl. S. 97). Die weichen Knie kommen erst, wenn er wieder außer Gefahr ist.

Angst ist eine Reaktion auf subjektiv erlebte Bedrohung in brenzligen Situationen. Der eine reagiert bereits in weniger gefährlichen Situationen panisch, der andere erst in äußerst gefährlichen. Gleichzeitig ist Angst eine Belastungs- oder Stressreaktion (vgl. S. 29). Ausgeprägtes Angsterleben wird oft als große emotionale Belastung erlebt.

Beachte:

Jeder kennt Angst, nicht jeder mag es zugeben. Angstgefühle sind lebenswichtig und normal, sofern sie nicht überborden und ausufern.

1.1 Die Entwicklung von normalem Angsterleben

Kinder durchlaufen Phasen, in denen sie ganz bestimmte Ängste erleben. Manche reagieren besonders ängstlich, während andere sich kaum vor etwas fürchten. In unserem Kulturraum ist folgende Entwicklung von spezifischen Angstinhalten im Kindesalter die Regel und gilt als „normal“:

- Bis zum Alter von etwa sechs Monaten fürchten sich Babys einmal vor dem Verlust von Zuwendung und zum anderen vor heftigen Reizen wie lauten Geräuschen oder grellem Licht.
- Im Alter von sieben bis acht Monaten haben Babys Angst vor der Trennung von geliebten Personen und fürchten sich mehr oder weniger vor fremden Menschen („Fremdelphase“).
- Mit eineinhalb bis vier Jahren haben viele Kinder Angst vor dem Alleinsein, der Dunkelheit, vor Hunden (und anderen Tieren), Donner und Blitz, fantastischen Wesen oder Einbrechern. Viele reagieren ängstlich beim Eintritt in den Kindergarten.
- Zwischen vier bis sechs Jahren sind es vor allem gruselige Fantasiegestalten, Naturgewalten und Verletzungen (Angst vor Blut und medizinischen Eingriffen), die Kindern Angst einflößen. Einige haben Angst bei Schulbeginn.
- Kinder mit sieben bis 12 Jahren fürchten sich mehr vor sozialen Situationen, schlechter Leistung in Schule und Sport und vor medizinischen Behandlungen, Sterben und Tod.
- Mit 12 bis 18 Jahren ängstigen sich viele Kinder und Jugendliche – insbesondere in Gegenwart von Gleichaltrigen – vor schulischem

oder beruflichem Versagen, sozialer Abwertung und Ablehnung, körperlichen Veränderungen und Sexualität.

Beachte:

Diese Befürchtungen und Ängste gehören zu einer normalen Entwicklung im Kindes- und Jugendalter. Bis zum 8. Lebensjahr legt sich die Mehrzahl der kindlichen Ängste von ganz allein.

Kinder unterscheiden sich von Geburt an hinsichtlich der Intensität von gehemmtem und angstsensiblem Verhalten (vgl. S. 42). Während das eine Baby kaum Angst hat, zeigt ein anderes vom ersten Tag an ein auffallend ängstlich-scheues Temperament.

Normale Angst warnt uns vor Gefahr. Sie lässt uns blitzschnell entscheiden, ob wir uns der Bedrohung stellen oder sicherheitshalber flüchten. Angst tritt nicht nur dann auf, wenn wir uns einer bedrohlichen Situation aussetzen, z. B. uns nachts in einem gefährlichen Stadtteil aufhalten. Wir reagieren auch ängstlich bei der bloßen Vorstellung von Bedrohung und Gefahr, wenn wir uns etwa Sorgen um ein Kind machen, das zum ersten Mal ohne Eltern auf Reisen ist.

1.2 Was bedeutet eigentlich „normal"?

Der Begriff „Normalität" ist in seiner „statistischen" Bedeutung wahrscheinlich noch am unverfänglichsten: *Je mehr Leute* in einer gefährlichen Situation oder vor einem gefürchteten Ereignis Angst haben, desto normaler erscheint es, unter diesen oder vergleichbaren Umständen Angst zu haben. Zahlreiche Menschen fürchten sich davor, aus 10.000 Metern mit dem Fallschirm in die Tiefe zu springen. Weil diese Angst weit verbreitet ist, gilt sie als normal. Im Vergleich dazu haben nur wenige Menschen Angst vor dem Fahrstuhlfahren. Infolgedessen und weil Fahrstühle nicht gefährlich sind, wird die Angst davor oft als übertrieben eingeschätzt, vor allem in Manhattan.

„Normale“ Angst?

Ob ein Angsterleben als „normal“ gilt, hängt davon ab,

- wie oft die Angst auftritt, wie stark sie ist, wie lange die Angstsymptome anhalten (Unruhe, Herzklopfen, Atemnot, Muskelverspannungen) und wie sehr die Angst als quälend erlebt wird,
- wie sehr sich die Person bei Angst hilflos ausgeliefert fühlt, im Handeln beeinträchtigt ist, vor lauter Erwartungsangst nicht mehr verreisen oder Sport treiben kann und noch vieles mehr vermeidet.

Angstgefühle werden ganz unterschiedlich bewertet. Einige ängstliche Personen können zu ihren Ängsten stehen, andere, vor allem Männer, glauben, man dürfe Angst um keinen Preis zeigen, weil das ein Zeichen von Schwäche sei.

1.3 Übertriebenes, gestörtes Angsterleben

Jeder von uns macht sich gelegentlich Sorgen und regt sich dabei auf. Ein Leben ohne Sorgen, Probleme und schwierige Ereignisse ist unvorstellbar. Extrem ängstliche Personen machen sich aber besonders viele intensive Sorgen über Bedrohung, mögliche Gefährdung und Versagen. Dabei geraten sie in Erregung, werden angespannt und können nicht mehr abschalten, durchschlafen oder einer ruhigen Beschäftigung nachgehen. Derart ausgeweitete Sorgen und Ängste sind nicht mehr normal.

Die *Übergänge* von normaler zu gestörter Angst sind *fließend*: Normale Angst kann sich zu generalisierter Angst oder zu einer anderen Angststörung steigern.

Beachte:

Unvorhersehbare Ereignisse, die nach subjektiver Einschätzung der Person schwer oder gar nicht zu bewältigen sind, rufen besonders viel Angst hervor, die in der Regel auch länger anhält.

Nach Absprache internationaler Psychiater im Auftrag der Weltgesundheitsorganisation WHO werden *acht verschiedene Angststörungen* des Kindes-, Jugend- und Erwachsenenalters unterschieden:

1. Generalisierte Angststörung,
2. Panikattacken und Panikstörung,
3. Agoraphobie,
4. Spezifische Phobie,
5. Soziale Phobie,
6. Zwangsstörung,
7. Posttraumatische Belastungsstörung,
8. Trennungsangst (sie wird neuerdings nicht nur im Kindes-, sondern auch im Erwachsenenalter diagnostiziert).

Da die generalisierte Angststörung hier im Besonderen interessiert, wird sie in Kapitel 2 ausführlicher dargestellt. In Kapitel 3 folgt ein Überblick über weitere Angststörungen.

2 Generalisierte Angststörung

Menschen, die unter generalisierter Angst leiden, machen sich stundenlang Sorgen über alltägliche Ereignisse, ihre Angehörigen, ihre finanzielle Situation, das Weltgeschehen und künftige Gefahren, ohne dass eine unmittelbare Bedrohung vorliegt. Dabei überschätzen sie die Wahrscheinlichkeit, mit der ihre Befürchtungen eintreten könnten, und geraten in einen Unruhezustand, der meist länger anhält, zu einer dauerhaften Habachtstellung führt und als sehr unangenehm erlebt wird. Die erhöhte Ängstlichkeit wird von körperlichen Beschwerden begleitet.

Das folgende ausführliche Beispiel veranschaulicht die generalisierte Angststörung.

Beispiel: Anne
Anne, 39 Jahre, arbeitet halbtags als Kassiererin in einer Tankstelle. Sie hat eine ausgeprägte generalisierte Angststörung und eine leichte Agoraphobie mit Panikstörung (vgl. S. 52). Obwohl sie öfter grübelt und depressiv verstimmt ist, zeigt sie noch nicht das Vollbild einer Depression (vgl. S. 64).

Seit dem Jugendalter leidet sie unter Überängstlichkeit mit tagelang anhaltenden Unruhe- und Spannungszuständen, begleitet von Atemnot, flacher Atmung (Hyperventilation, vgl. S. 122), Schwindel, Zittrigkeit, Kribbeln im Kopf, Müdigkeit, Konzentrationsproblemen und Übelkeit.

Obwohl Anne eine intakte Familie hat, fürchtet sie das Alleinsein und macht sich Sorgen darüber: Es könnten ihr Dinge zustoßen, mit denen sie – auf sich gestellt – nicht fertig wird. Mittlerweile vermeidet sie es, alleine zu sein und Dinge im Alleingang zu unternehmen. Geradezu panische Angst bereitet ihr die Vorstellung, ihren Kindern und ihrem Mann würde etwas zustoßen, woraufhin sie auf sich alleine gestellt und hilflos wäre.

Außerdem macht sie sich Sorgen um ihren jüngeren Sohn Max. Der ist zehn Jahre alt und ähnelt ihr vom Wesen her. Seit der 3. Klasse hat er Schulleistungsschwierigkeiten (im Verlaufe der Therapie wird bei ihm eine Lese-Rechtschreibschwäche diagnostiziert). Sie macht sich *heute* schon Sorgen darüber, dass er sich nicht in die Abschlussprüfung seiner Lehre traut. Sie selber hatte aus Prüfungsangst ihre Kraftfahrzeuglehre kurz vor dem Abschluss abgebrochen. Darunter leidet sie heute noch und ist davon überzeugt, dass der arme Junge dieselbe Angstbereitschaft hat und sich genauso durchs Leben quälen muss wie sie.

Der ältere Sohn, Ralf, 19 Jahre, will die Polizeilaufbahn einschlagen. Sie sorgt sich darüber, dass dies „ein gefährlicher Beruf" sei. Bevor die Söhne überhaupt mit der Ausbildung begonnen haben, macht sie sich schon übertrieben Sorgen über Gefährdungen, die auf sie zukommen könnten.

Des Weiteren sorgt sie sich um ihr Gewicht: Im Moment ist sie zwar schlank, nimmt aber schnell zu und diätet deshalb oft. Mit Alkohol geht sie sparsam um, dafür raucht sie aber anderthalb Schachteln pro Tag. Sie sorgt sich auch um ihre körperliche Gesundheit, weil sie zu erhöhtem Bluthochdruck neigt und deshalb ein Blutdruckmittel einnehmen muss. Vielleicht ist es ja nur die chronische Angst, die den Blutdruck hoch hält (viele Patienten bekommen Bluthochdruck attestiert, weil ihnen der Blutdruck bei ängstlicher Erregung gemessen wurde). Seit sechs Jahren macht sie keinen Sport mehr, weil sie Angst hat, in Luftnot zu geraten. Sie sorgt sich außerdem um ihre psychische Gesundheit und befürchtet, sie könnte durchdrehen.

Ferner macht sie sich Sorgen um den Pflegeaufwand für ihre 74-jährige Mutter, die an Parkinson, Arteriosklerose, Alterszucker, Sehschwäche, Ängsten und Depressionen leidet. Anne fühlt sich verpflichtet, sie zu pflegen, sobald sie zum Pflegefall wird. Leider lässt sich die Mutter etwas hängen und verzagt.

Die Angstepisoden sind für Anne sehr anstrengend und zehren sie aus; sie reagiert traurig und hoffnungslos darauf. Wachsen ihr die Sorgen und Ängste über den Kopf, muss sie viel weinen und öfter auch zur Beruhigungspille greifen. Sie ist allerdings darum bemüht, nicht jeden Tag eine Tablette einzunehmen, weil sie weiß, dass Beruhigungsmittel abhängig machen.

Beachte:

Künftige belastende Alltagsereignisse versetzen überängstliche Personen immer wieder in Alarmzustand. Typisch für sie ist das wiederholte Aufgreifen von möglichen Ereignissen, die sie als übertrieben bedrohlich bewerten und in ihrer Erregung weder wirklichkeitsnah einschätzen noch gründlich durchdenken können (vgl. S. 39).

Bedrohung und *Gefahr* existieren *nur in ihren Köpfen.* Dennoch läuten für sie die Alarmglocken, so als wären sie der gefährlichen Situation bereits ausgesetzt. In solchen Momenten sind sie fest davon überzeugt, dass ihnen unmittelbar Gefahr droht und fühlen sich heillos ausgeliefert. Viele sind dann nicht mehr imstande, vernünftige Lösungen zur Abwendung der vermeintlichen Gefahr zu treffen.

Beispiel: Anne (Forts.)
Sobald bei Anne Befürchtungen aufkommen, z. B. dass der 10-jährige Sohn in der Schule versagt, läuft Folgendes in ihrem Kopf ab: Sie spielt das Verhängnisvolle mit düsteren Konsequenzen immer wieder durch. Max würde weder einen Schulabschluss noch eine ordentliche Berufsausbildung schaffen. Demzufolge könnte er keine Familie gründen und wäre todunglücklich. Bei dieser Vorstellung steigt Annes ängstliche Erregung stark an. Sie versucht schon gar nicht mehr, Hilfsmöglichkeiten in Erwägung zu ziehen, weil sie daran zweifelt, der existenziellen Katastrophe Herr zu werden. Stattdessen bricht sie an einem Punkt mit dem Sorgen ab und weicht auf ein anderes Sorgenthema aus, z. B. auf ihr Übergewicht. Das unterbricht sie auch, sobald es sehr unangenehm wird, und wechselt zum drohenden Pflegenotstand der Mutter über usw. Auf diese Weise entstehen Sorgenketten (vgl. S. 38). Wird die innere Anspannung und Erregung unerträglich, greift sie zur Beruhigungspille.

Die WHO ebenso wie die amerikanische Gesellschaft für Psychiatrie (APA) haben Diagnosekriterien für psychische Störungen, auch für die generalisierte Angststörung, entwickelt, die international Anwendung finden (ICD-10 und DSM-5).

Bevor eine generalisierte Angststörung diagnostiziert wird, ist *eine gründliche hausärztliche oder internistische Untersuchung* ratsam, um körperliche Ursachen für die körperlichen Symptome der Angst auszuschließen. Weil viele Angstpatienten durch körperliche Beschwerden verunsichert wurden und meinten, sie hätten eine körperliche Erkrankung, haben sich die meisten schon mehrfach medizinisch untersuchen lassen.

Körperliche Anfälligkeiten oder Erkrankungen können das Angsterleben beeinflussen. Sie gelten als Risikofaktoren für Angst. Häufiger kommt das bei Allergien, Atemwegserkrankungen, Rückenproblemen,

Menstruationsbeschwerden und anderen Hormonstörungen vor. Außerdem treten bei der Einnahme von Medikamenten wie Kortison oder Schilddrüsenhormone bisweilen Angstsymptome als Nebenwirkungen auf. Dasselbe gilt für den Konsum von Drogen wie Cannabis, Ecstasy und Heroin sowie für Luxusdrogen wie Nikotin oder Koffein (vgl. S. 118).

Generalisierte Angststörung nach ICD-10 (WHO, 2016)

(Zum besseren Verständnis wurden die Kriterien der ICD-10 minimal umformuliert und wichtige Hinweise kursiv hervorgehoben.)

Kriterium A. Bevor eine generalisierte Angststörung (GAS) diagnostiziert werden darf, muss die überängstliche Person über einen Zeitraum von *mindestens sechs Monaten* mit vorherrschender Anspannung, Besorgnis und Befürchtungen in Bezug auf alltägliche Ereignisse und Probleme belastet gewesen sein.

Kriterium B. Mindestens vier Symptome aus der folgenden Liste, davon eines der Symptome (1) bis (4), müssen vorliegen:

Vegetative Symptome:
1. Herzklopfen oder Herzrasen,
2. Schweißausbrüche,
3. leichtes oder starkes Zittern der Hände, Beine, Stimme oder des gesamten Körpers,
4. Mundtrockenheit (nicht infolge von Medikamenteneinnahme oder Austrocknung des Körpers bei starkem Flüssigkeitsverlust).

Symptome, die den Brustkorb und Bauchbereich betreffen:
5. Atembeschwerden,
6. Beklemmungsgefühl,
7. Schmerzen und Missempfindungen in der Brust,
8. Übelkeit oder Bauchbeschwerden (z. B. Kribbeln im Magen).

Psychische Symptome:
9. Gefühl von Schwindel, Unsicherheit, Schwäche und Benommenheit,
10. Gefühl, die Objekte sind unwirklich (Derealisation) oder man selbst ist weit entfernt oder „nicht wirklich hier“ (Depersonalisation),

11. Angst vor Kontrollverlust, ohnmächtig oder verrückt zu werden oder „auszuflippen“,
12. Angst, zu sterben.

Allgemeine Symptome:
13. Hitzegefühle oder Kälteschauer,
14. Gefühllosigkeit oder Kribbelgefühle.

Symptome der Anspannung:
15. Muskelverspannung, akute und chronische Schmerzen,
16. Ruhelosigkeit und Unfähigkeit, zu entspannen,
17. Gefühl von Aufgedrehtsein, Nervosität und psychischer Anspannung,
18. Kloßgefühl im Hals oder Schluckbeschwerden.

Andere unspezifische Symptome:
19. Übertriebene Reaktionen auf kleine Überraschungen oder Schreckhaftigkeit,
20. Konzentrationsschwierigkeiten, Leeregefühl im Kopf infolge von Sorgen oder Angst,
21. anhaltende Reizbarkeit,
22. Einschlafstörungen wegen der Besorgnis.

Kriterium C. Die Störung erfüllt *nicht* die Kriterien für eine *Panikstörung* (vgl. S. 52), *phobische Angststörung* (vgl. S. 55), Zwangsstörung (vgl. S. 60) oder eine hypochondrische Störung (vgl. S. 67).

Kriterium D. Ausschlussvorbehalt: Die Störung ist *nicht zurückzuführen auf eine organische Krankheit* wie eine Schilddrüsenüberfunktion, eine organische psychische Störung oder auf eine durch Drogen bedingte Störung, z. B. auf einen ausgiebigen Genuss von Stoffen, die das Zentralnervensystem sehr stark anregen, oder auf den *Entzug eines Beruhigungsmittels* (wie Benzodiazepin).

Ausschlusskriterien: Die Angst und Sorgen beziehen sich nicht nur auf die Merkmale einer anderen Angststörung, z. B. auf die Angst vor einer Panikattacke wie bei Panikstörung (vgl. S. 52), sich öffentlich zu blamieren wie bei sozialer Phobie (vgl. S. 58), von zu Hause oder engen Angehörigen weit entfernt zu sein wie bei Trennungsangst (vgl. S. 63), oder an das Wiederaufleben des Traumas wie bei posttraumatischer Belastungsstörung (vgl. S. 62). Angst und Sorgen beziehen sich auch nicht nur auf die Eigenschaften von psychosomatischen Beschwerden, z. B. an Gewicht zuzunehmen wie bei Magersucht, viele organisch nicht erklärbare körperliche Beschwerden zu haben wie bei Somatisierungsstörung (vgl. S. 66), oder darauf, fest an eine ernsthafte Krankheit zu glauben wie bei Hypochondrie (vgl. S. 67).

Generalisierte Angststörung nach DSM-5 (APA, 2015)[1]

A. Übermäßige Angst und Sorge (furchtsame Erwartung) bezüglich mehrerer Ereignisse oder Tätigkeiten (wie etwa Arbeit oder Schulleistungen), die während mindestens 6 Monaten an der Mehrzahl der Tage auftraten.

B. Die Person hat Schwierigkeiten, die Sorgen zu kontrollieren.

C. Die Angst und Sorgen sind mit drei oder mehr der folgenden sechs Symptome verbunden (wobei mindestens einige der Symptome in den vergangenen 6 Monaten an der Mehrzahl der Tage vorlagen):
   1. Ruhelosigkeit oder ständiges „Auf-dem-Sprung-Sein".
   2. Leichte Ermüdbarkeit.
   3. Konzentrationsschwierigkeiten oder Leere im Kopf.
   4. Reizbarkeit.
   5. Muskelanspannung.
   6. Schlafstörungen (Ein- oder Durchschlafschwierigkeiten oder unruhiger, nicht erholsamer Schlaf).

D. Die Angst, Sorge oder körperlichen Symptome verursachen in klinisch bedeutsamer Weise Leiden oder Beeinträchtigungen in sozialen, beruflichen oder anderen wichtigen Funktionsbereichen.

E. Das Störungsbild ist nicht Folge der physiologischen Wirkung einer Substanz (z. B. Substanz mit Missbrauchspotenzial, Medikament) oder eines medizinischen Krankheitsfaktors (z. B. Schilddrüsenüberfunktion).

1 Diagnostische Kriterien für die Generalisierte Angststörung nach DSM-5 (Abdruck erfolgt mit Genehmigung aus der deutschen Ausgabe des Diagnostic and Statistical Manual of Mental Disorders, Fifth Edition © 2013, Dt. Ausgabe: © 2015, American Psychiatric Association. Alle Rechte vorbehalten)

F. Das Störungsmodell kann nicht besser durch eine andere psychische Störung erklärt werden (z. B. die Angst vor oder Sorgen über Panikattacken bei Panikstörung, vgl. S. 52, negative Bewertung bei Sozialer Angststörung [Soziale Phobie], vgl. S. 58, Verunreinigung oder andere Zwangsinhalte bei Zwangsstörung, vgl. S. 60, Trennung von Bezugspersonen bei Störung mit Trennungsangst, vgl. S. 63, Erinnerungen an traumatische Ereignisse bei Posttraumatischer Belastungsstörung, vgl. S. 62, Gewichtszunahme bei Anorexia Nervosa, körperliche Beschwerden bei Somatischer Belastungsstörung, wahrgenommene Mängel im Erscheinungsbild bei Körperdysmorpher Störung, das Vorliegen einer schweren Erkrankung bei Krankheitsangststörung [eine Variante von spezifischer Phobie], vgl. S. 67, oder der Inhalt wahnhafter Überzeugungen bei Schizophrenie oder Wahnhafter Störung).

Sorgen und Befürchtungen treiben überängstliche Personen dazu, diese Kognitionen zu verhindern – entweder durch Vermeiden oder indem sie sich minutiös und zeitaufwendig auf etwas, vor dem sie sich fürchten, vorbereiten, um sich abzusichern. Der Umgang mit Sorgen ist belastend für sie. Andererseits erscheint ihnen der Aufwand, zu dem sie sich getrieben fühlen, eine Art Beleg dafür zu sein, dass Gefahr tatsächlich besteht.

Die wichtigsten Symptome der generalisierten Angststörung

- Befürchtungen und Sorgen über künftiges Unglück und Missgeschick (begleitet von Unruhe, Überängstlichkeit, Konzentrationsschwierigkeiten).
- Motorische Anspannung (Muskelverkrampfung, Zittern, Druckkopfschmerzen usw.).
- Physiologische Erregung (Herzrasen, Benommenheit, Schwindel, Schwitzen, Magen- und Darmprobleme, Schlafstörungen usw.).

Im Anhang (vgl. S. 147) finden Sie einen „Fragebogen zur Einschätzung der generalisierten Angststörung“. Mit ihm können Sie eine erste Überprüfung vornehmen, ob Sie zu einer generalisierten Angststörung neigen, und wenn ja, in welchem Ausmaß.

2.1 Angststörung oder Stressreaktion?

Angstzustände bzw. Angstepisoden ähneln Stressreaktionen. Die *körperlichen Symptome* der generalisierten *Angst* und der *Stressreaktion* weisen erstaunlich viele Gemeinsamkeiten auf: Menschen, die unter starker Belastung stehen, sind ebenfalls unruhig und nervös, angespannt und verängstigt. Sie fühlen sich unwohl, haben Schlafstörungen und geraten allmählich in einen Zustand von Erschöpfung.

Stress ist kein eindeutiger Begriff. Einmal sind damit belastende Lebensbedingungen gemeint: *Kritische Lebensereignisse rufen Stressreaktionen hervor.* Außerdem umschreibt Stress das Ungleichgewicht zwischen den Anforderungen an eine Person (oder den von ihr vermuteten Anforderungen) in Beruf oder Familie und der Selbsteinschätzung der eigenen Fähigkeiten. Gestresste Personen sind davon überzeugt, den Erwartungen, die an sie gestellt werden, nicht gewachsen zu sein, und die Situation oder die Probleme, die sie herausfordern, nicht befriedigend bewältigen zu können. Das Stresserleben wird von vielen Faktoren beeinflusst – von der subjektiven Einschätzung der Person, ihrem Temperament, ihren persönlichen Erfahrungen und ihrer momentanen Verfassung.

Auf eine unzureichende Verarbeitung von Belastungen folgen oft Konzentrationsstörungen, Gereiztheit und sozialer Rückzug. Meist kommen körperliche Beschwerden wie Kopfschmerzen, Magen-Darmprobleme, Schwindel, Schwitzen und immunologische Schwäche hinzu.

Beachte:

Es gibt viele Ähnlichkeiten zwischen Stressreaktionen und Ängstlichkeit, vor allem auf der körperlichen Ebene. Befürchtungen und Sorgen sind jedoch die wichtigsten Symptome der generalisierten Angststörung. Überängstliche Menschen nehmen manche bevorstehenden Ereignisse nicht als Herausforderung wahr, sondern erleben sie als übertrieben bedrohlich.

2.2 Sorgen und Grübeleien

Die endlosen sorgenvollen Gedanken von überängstlichen Menschen kreisen um alltägliche Belange und Anforderungen wie Pünktlichkeit, einen guten Eindruck hinterlassen, weniger Fehler machen oder andere Dinge, die ihnen außer Kontrolle geraten oder ihnen oder ihren Lieben schaden könnten. Ihre Aufmerksamkeit ist einseitig auf negative Folgen gerichtet („Was wäre, wenn ...“, „Dann bin ich schuld daran“, „Ich muss besonders vorsichtig sein“). Ihre Sorgeninhalte unterscheiden sich nicht von denen anderer Personen, nur sorgen sie sich oft endlos lange und können nicht mehr aufhören damit. Das ist sehr unangenehm für sie und zermürbend auf Dauer.

Ihre *Sorgen* sind negative Kognitionen, die Missgeschick und Unheil erwarten lassen. Als Kognitionen (vom Lateinischen cogniscere: „erkennen“) werden mentale Prozesse und Strukturen (Gedanken, Vorstellungen, Meinungen, Einstellungen und Absichten) bezeichnet. Den Kern der kognitiven Prozesse bildet die Informationsverarbeitung, bei der Neues gelernt und Wissen verarbeitet wird. Kognitionen beeinflussen Gefühle. Das gilt auch umgekehrt.

Sorgenvolle Kognitionen überängstlicher Personen gehen stets mit entsprechend negativen Gefühlen einher und lassen sich schwer kontrollieren. Die meisten erscheinen überflüssig oder irrational. Sie stellen in Wirklichkeit keine unmittelbare Gefahr oder Problematik dar. Ängstliche Personen meinen, sie könnten der Bedrohung und Gefahr, die mit ihren Sorgen und Befürchtungen einhergehen, nicht standhalten. Ihre übertriebenen Sorgen machen sie oft hilflos. Trotzdem glaubt die Mehrzahl, dass sorgenvolles Denken hilfreich sei, obwohl es kaum lösungsorientiert wirkt. Manche meinen, ihre Sorgen hätten magische Wirkungen und würden sie vor Unheil schützen. Einige wissen, dass ihre Sorgen übertrieben sind; dennoch können sie sie aber nicht einfach abschalten.

Sorgen treten spontan auf und meist in *verbaler* Form. Anders als bildhafte sorgenvolle Vorstellungen sind sie weniger an körperliche Empfindungen gebunden. *Bildliche* Vorstellungen rufen intensivere Gefühle mit physiologischen Reaktionen hervor. Im folgenden Kasten sind Sorgenbeispiele aufgeführt.

Häufig genannte Sorgen und Befürchtungen

- „Ich mache bestimmt viele Fehler bei der Arbeit."
- „Ich könnte eine Aufgabe übersehen."
- „Ich werde die Probezeit nicht bestehen."
- „Ich schaffe meine Prüfung nicht."
- „Ich rechne mit viel Kritik vom Chef."
- „Ich habe Angst vor der Arbeitslosigkeit."
- „Mit den Nachbarn wird es Ärger geben."
- „Ich kann meinen Mann nicht vor Mobbing schützen."
- „Meine Kinder entgleiten mir und könnten lebensuntüchtig oder kriminell werden."
- „Ich schaffe keine gute Urlaubsplanung."
- „Ich fürchte, der Urlaub wird nicht erholsam sein."
- „Ich habe Angst vor einem Zug- (Auto-, Bus-, Flug-, Rad-)Unglück."
- „Mein Auto könnte liegen bleiben."
- „Bald werden die Streitereien mit meinem Partner überhandnehmen."
- „Mein Mann könnte sich von mir trennen."
- „Meine Eltern könnten schwer erkranken."
- „Menschen, die mir etwas bedeuten, könnten zu Schaden kommen."
- „Ich habe Angst davor, die volle Verantwortung zu tragen."
- „Wenn ich weiterhin so erregt bin, drehe ich noch durch."
- „Das Geld wird nicht für unser Eigenheim reichen."
- „Anfallende Reparaturarbeiten in der Wohnung kann ich nicht bewältigen."
- „Mein Mann (meine Kinder, ich selber) könnte an Vogelgrippe (oder einer anderen tödlichen Erkrankung) sterben."
- „Ich könnte sexuell versagen."
- „Ich werde immer vergesslicher."
- „Ich habe Angst davor, noch mehr zuzunehmen."
- „Meine Kinder könnten Opfer eines Terrorakts werden."
- „Es könnte eine weitere Immobilienblase geben."
- „Der Benzinpreis geht noch weiter hoch."
- „Der Klimawandel wird zu Dürreperioden und noch mehr Hunger auf der Welt führen."
- usw.

Die Sorgen von überängstlichen Personen sind *inhaltlich* nachvollziehbar und vergleichbar mit den Sorgen, die sich jeder hin und wieder macht. Menschen mit generalisierten Ängsten haben aber eine extrem *ausgeprägte* Sorgenbereitschaft, geben sich häufiger, intensiver und sehr viel länger mit sorgenvollen Gedanken ab als angstfreie Personen und erleben endlose Angstepisoden, die sie schlauchen.

Weil überängstliche Menschen dauernd auf Bedrohung und Gefahr achten und überall Katastrophen wittern, sind große Teile ihrer Aufmerksamkeit an Sorgenthemen gebunden. Aus diesem Grund nimmt ihre Konzentration auf andere Dinge im Alltagsleben ab. Ihre an die Angst gebundene Aufmerksamkeit führt zu einer einseitigen und somit *gestörten Informationsverarbeitung*, die sich neuropsychologisch nachweisen lässt (vgl. S. 141). Gleichzeitig vernachlässigen sie andere Verrichtungen im Alltag.

Ängstlich-überbesorgte Personen sind davon überzeugt, dass sie nur unzureichend auf künftige Probleme und Gefahren reagieren können. Diese negative Selbsteinschätzung steigert ihre Unsicherheit. Emotionale Unsicherheit und Hilflosigkeit halten viele von ihnen sehr schlecht aus; das macht sie anfälliger für *übertriebene emotionale Reaktionen*. Aufgrund der hohen inneren Anspannung haben die meisten Probleme, ihr Gefühlsleben unter Kontrolle zu halten.

In einer neuropsychologischen Studie konnte gezeigt werden, wie empfindlich Patienten mit generalisierter Angststörung auf so etwas Alltägliches wie gefühlsbetonte Musik reagieren: Sie erleben dabei deutlich mehr physiologische Symptome als angstfreie Kontrollpersonen. In einer anderen Studie haben Patienten mit generalisierter Angststörung nicht nur sehr viel länger auf ärgerliche Gesichter geachtet, die ihnen und angstfreien Kontrollpersonen vorgelegt wurden, sondern auch wesentlich empfindlicher auf sie reagiert.

Grübeleien kommen besonders häufig bei depressiven Menschen vor und erscheinen ebenso wie Sorgen als nicht kontrollierbar. Viele grübeln fast zwanghaft über die Ursachen und Umstände ihrer eigenen Unzulänglichkeit und Hilflosigkeit, über unerfreuliche Ereignisse, die ganze Welt und das Leben schlechthin. Ihre Grübeleien befassen sich vornehmlich mit unangenehmen emotionalen Erlebnissen aus der Vergangenheit. Über Zukünftiges grübeln sie mitunter auch, aber nur in vager, verallgemeinernder Form („Ich habe Zukunftsangst“, „Ich halte meine Zukunft für völlig hoffnungslos“). *Depressive* Menschen grübeln viel, sind ausnehmend *pessimistisch* und davon überzeugt, dass es in Zukunft keine positive Entwicklung geben wird.

Demgegenüber schauen *Personen mit generalisierter Angst* mehr nach vorne und sorgen sich um Gefahren *in der Zukunft*, finden aber meist keine praktikablen Problemlösungen (vgl. S. 65). Viele grübeln auch über ihre fehlenden Möglichkeiten, die bedrohlichen Ereignisse aus eigener Kraft abzuwehren. Die Mehrzahl ist ebenfalls pessimistisch, aber nicht so ausgeprägt wie Depressive.

Beachte:

Sorgen und Grübeleien wirken sich unterschiedlich aus: Während Sorgen zu Erwartungsängsten und Überängstlichkeit führen, fördern Grübeleien vor allem Selbstzweifel und ein geringes Zutrauen in sich, der gefürchteten Probleme Herr zu werden. Die Folgen sind depressive Verstimmungen.

Was soll und kann mit sorgenvollem Denken erreicht werden? Da Sorgen sich mit künftigen bedrohlichen Ereignissen befassen, versuchen einige ängstliche Personen, mit sorgenvollem Denken *Vorsorge* zu betreiben. Offensichtlich verfahren sie dabei nach dem Motto: Wenn ich mir ganz viele Gedanken über meine Befürchtungen mache, sorge ich vor und schütze mich vor Gefahr. Die Vorstellung, das Sorgen alleine würde künftige (vermeintliche) Gefahren beseitigen, ist allerdings ein folgenschwerer Irrtum: Solange wir uns nur Sorgen machen, finden wir keine Antworten auf unsere Probleme und sie bleiben ungelöst. Derartige Vorsorgebemühungen steigern nur die innere Erregung und verstärken Befürchtungen und Angstepisoden.

Weil die meisten ängstlichen Personen häufig erfahren, dass sorgenvolles Denken sie innerlich nicht entlastet, sondern zu starker Anspannung führt, sehen sie ein, dass endloses Sorgen *schädlich* ist: Befürchtete Schwierigkeiten lassen sich damit nicht beseitigen. In ihrer Not versuchen deshalb viele, ihre sorgenvollen Gedanken zu unterdrücken. Leider misslingt der Versuch in der Mehrzahl der Fälle, denn die lästigen Befürchtungen sind im Nu wieder da und werden oft noch stärker als zuvor.

Die Einstellung zum sorgenvollen Denken und der Umgang mit Sorgen wirkt bei überängstlichen Personen widersprüchlich (ohne dass sie es erkennen): Aus Sicherheitsgründen vermeiden viele nicht nur bestimmte reale Situationen und Ereignisse, die Sorgen und Befürchtungen auslösen könnten, sondern weichen auch davor aus, ihre Sorgen gründlich zu Ende zu denken, weil sie der Angst entgehen und sich schonen wollen. Da sie viele Sorgeninhalte als bedrohlich erleben, wechseln sie immer wieder zu einem anderen Sorgenthema. Zudem meinen viele überängstliche Personen, sie müssten sich fleißig Sorgen machen und damit Vorsorge leisten, um verhängnisvolle Entwicklungen zu verhindern („mit vielem Sorgen kann ich Schlimmes verhindern“). Paradoxerweise durchdenken sie die bedrohlichen Probleme aber zusehends weniger gründlich aus Angst, dadurch negative Entwicklungen heraufzubeschwören.

Folglich führt das Vermeiden von sorgenvollem Denken wie auch von Situationen, die Befürchtungen und Sorgen auslösen könnten, zum Gegenteil von dem, was sich überängstliche Personen wünschen – zu noch mehr Sorgen und Angst (vgl. S. 39), denn Vermeidungs- und Sicherheitsverhalten hält die Angstbereitschaft aufrecht.

2.3 Angstepisoden, Angstauslöser und Angstverlauf

Im Unterschied zu anfallsartigen Panikattacken (vgl. S. 52), die sehr heftig werden können, aber nur kurz anhalten, und phobischen Angstzuständen (vgl. S. 55), die oft zum Vermeiden von Situationen, Naturereignissen (Gewitter), Tieren und Objekten (Spritzen) führen, werden die Stunden anhaltenden, schwelenden Angstzustände von überängstlichen Personen als *Angstepisoden* bezeichnet. Sorgenvolle Endlosgedanken, begleitet von innerer Erregung, halten solche Angstepisoden aufrecht. Stressbelastung (vgl. S. 44) spielt dabei eine wichtige Rolle: Je gestresster und angespannter die Person, desto leichter lösen alltägliche Stressoren Angstepisoden aus. Sie gehen zwar mit weniger dramatischen Symptomen einher als Panikattacken, dauern aber dafür unbarmherzig lange und verschleißen Lebensenergien, sodass die Gefahr einer depressiven Entwicklung besteht.

Bei Personen, die zu Überängstlichkeit neigen, beginnt die generalisierte Angststörung im Allgemeinen schleichend (wie bei Lilo, Martin, Karin, vgl. S. 12, oder Anne, vgl. S. 22) und nicht plötzlich von einem Tag auf den anderen. Nur in einzelnen Fällen wird die generalisierte Angst durch starke Belastungen ausgelöst (vgl. Nicks Angstgeschichte, S. 13). Chronische Überforderung im Alltag und erschütternde Ereignisse wie der plötzliche Herztod eines Nahestehenden (vgl. Karins Angstverlauf, S. 14) können die Ängstlichkeit verschlimmern.

Das Angsterleben bei generalisierter Angststörung ist nicht „frei flottierend" und kommt „nicht nur so" daher, wie lange angenommen wurde. Anders als bei phobischen Ängsten (vgl. S. 55) wird die Angst durch die bewusste oder unbewusste *Vorstellung* von bedrohlichen Ereignissen und Entwicklungen und nicht durch das Aufsuchen einer gefürchteten realen Situation hervorgerufen. Mitunter lösen externe Reize wie Berichte über Krankheit, Tod, Naturkatastrophen und Terrorakte oder das Schrillen eines Martinshorns Befürchtungen und Sorgen aus. Körperliche Symptome können ebenfalls zu einer Angstepisode führen.

Auslöser von Sorgen und Befürchtungen

- Spontan aufkommende Gedanken, Vorstellungen oder Vorhaben,
- Berichte von anderen, Mitteilungen aus den Medien,
- körperliche Missempfindungen, die Angstsymptomen ähneln (Schwindel, Muskelverspannungen, Übelkeit oder Herzrasen).

Jeder macht sich Sorgen, sobald er vor Problemen steht. Die *Inhalte der Sorgen* von überängstlichen Menschen sind nicht anders als die von angstfreien Personen. Meist geht es um alltägliche Probleme. Auch wenn es sich um inhaltlich ähnliche Probleme handelt, machen sich überängstliche Personen wesentlich mehr Sorgen als nicht ängstliche.

Während Patienten mit generalisierter Angststörung sich *durchschnittlich sechs Stunden am Tag sorgen* (so jedenfalls die einschlägigen Studien), beschäftigen sich nicht ängstliche Personen gewöhnlich meist nicht mehr als eine Stunde am Tag mit Alltagsproblemen.

Der *Angstverlauf* ist nicht immer gleich. Mal ist die Angst intensiver, mal schwächer. Überängstliche Personen erleben *gute Tage* mit weniger oder sogar ohne jegliche Angst. Dann kommen wieder *schlechtere Tage* mit Sorgenketten und längeren Angstepisoden.

Generalisierte Angststörung wird erst dann diagnostiziert, wenn die Angstsymptomatik mindestens ein halbes Jahr besteht. In den meisten Fällen schränken sich die Betroffenen immer weiter ein und vermeiden immer mehr, sodass die generalisierte Angststörung mit der Zeit chronifiziert. Sie denken sich in scheinbar unlösbare Probleme hinein, reagieren überaus ängstlich, weichen vor Herausforderungen aus, ziehen sich stärker zurück und können vor lauter Sorgen und innerer Anspannung ihre Freizeit nicht mehr genießen. Wesentliche Folgen von länger anhaltenden Befürchtungen und Sorgen sind eine Abnahme der Selbstwirksamkeit und des Selbstvertrauens. Viele überängstliche Personen entwickeln im weiteren Angstverlauf depressive Verstimmungen und geben die Hoffnung auf, jemals wieder angstfrei zu werden.

2.4 Teufelskreis der Angst und Sorgenketten

Anne und die anderen überängstlichen Personen, von denen zu Beginn die Rede war, leiden unter täglichen Angstepisoden. Aufgrund der Befürchtung von Unheil machen sie sich immer mehr Sorgen und geraten wiederholt in einen negativen Gedankenstrudel, der sich zu einem Teufelskreis der Angst hochschaukelt (vgl. Abb. 1).

Die ängstliche Erregung bei einer Angstepisode ist weniger heftig und dramatisch als bei einer Panikattacke; dafür hält sie aber länger an. Nicht nur bedrohliche Ereignisse und belastende Probleme, sondern auch körperliche Missempfindungen führen zu sorgenvollen Gedanken und Vorstellungen. Bei starken Kopfschmerzen befürchten einige über-

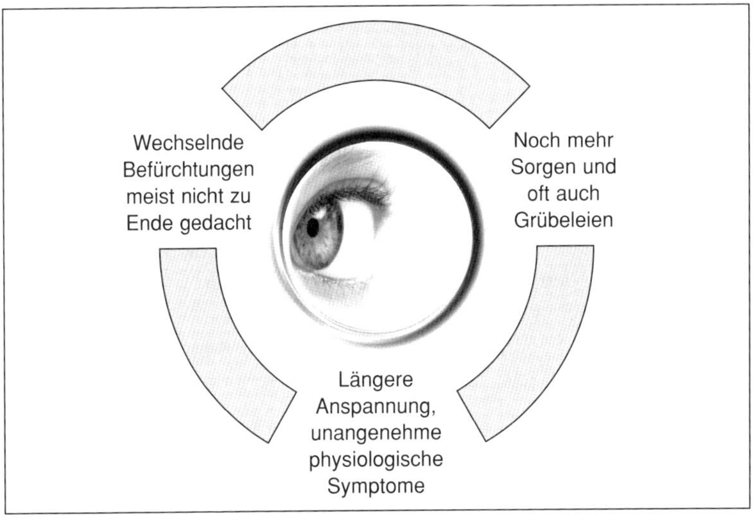

Abbildung 1: Teufelskreis der Sorgen und Angst

ängstliche Menschen einen Gehirntumor, bei Verspätung des Partners einen schweren Autounfall und bei der Nachricht von einem Terrorakt Gefahr für die Angehörigen. Egal, wodurch die Befürchtung ausgelöst wurde, die Aufmerksamkeit wird mit magnetischer Kraft auf Unheil und Schaden fixiert. Gleichzeitig trauen sich viele ängstliche Personen nicht mehr zu, mit ihren eigenen Möglichkeiten der Bedrohung Herr zu werden, sodass ihr Sicherheitsbedürfnis zunimmt.

Befürchtungen, Sorgen und körperlicher Aufruhr verstärken sich gegenseitig und schaukeln sich hoch. Am häufigsten geschieht das nachts im Bett oder tagsüber bei Leerlauf, wenn gerade nichts ansteht. Ist die Angst einmal da, bestimmt sie das weitere Denken, Handeln und Fühlen. Erwartungsängste, Sorgenketten und Angstepisoden treten allmählich häufiger auf und sind bald an der Tagesordnung. Kaum ist eine Angstepisode verstrichen, ohne dass sich die negative Erwartung erfüllt hätte, wird kurz aufgeatmet, aber bald schon stellt sich die nächste Befürchtung ein.

Sobald das Angsterleben bei einer Sorge intensiver wird, wechseln die meisten ängstlichen Personen das Sorgenthema. Je unsicherer sie sich fühlen im Hinblick auf ihre Bewältigungsmöglichkeiten, desto weniger wollen sie die einzelnen Sorgen beleuchten. Stattdessen wechseln sie zur nächsten Sorge über und hasten bald von einem Sorgenthema zum nächsten.

Mit dem Springen von einer Sorge zur nächsten versuchen sie, der Angst auszuweichen und es entstehen *Sorgenketten*. Gleichzeitig geht ihnen der *emotionale Bezug zum jeweiligen Sorgeninhalt* verloren. Im nächsten Kasten steht ein Beispiel für eine typische Sorgenkette, die auf klassische Weise in den Teufelskreis der Angst mündet: Jeder sorgenvolle Aspekt wird im Sog der aufkommenden Angst praktisch nur noch benannt und bestenfalls kurz angedacht. Dann wird gleich zur nächsten Sorge gehetzt, ohne dass auf die beteiligten Gefühle eingegangen wird.

Beispiel: Fritz – Sorgenkette

Fritz, 35 Jahre, erlebte so lange übertriebene, entmutigende Befürchtungen beim Joggen, bis ihm die ängstliche Erregung derart unangenehm wurde, dass er mit dem Joggen aufhörte. Folgende Endlos-Sorgenketten hielt er in seinem Angst- und Sorgentagebuch fest:

- „Schaffe ich es heute?"
- „Oh je, gestern Abend habe ich ein Bier getrunken!"
- „Falle ich jetzt gleich um?"
- „Keiner kommt mir zur Hilfe!"
- „Habe ich meine Tabletten dabei?"
- „Am besten, ich laufe heute nicht so lange!"
- „Meine Atmung geht schneller!"
- „Gleich passiert es!" (Herzinfarkt ist gemeint)
- „Hoffentlich bin ich bald zu Hause, dann kann mir Margret [seine Frau] helfen!"
- „Neulich stand doch wieder in der Zeitung, dass eine Joggerin tot umgefallen ist."
- „Gleich gerate ich in Panik!"
- „Mein Puls geht viel zu schnell!"
- „Ich fühle mich so schwach und kann mich kaum auf den Beinen halten!"
- „Gleich falle ich um und werde mich verletzen, sodass ich nicht mehr laufen kann."
- „Ich falle jeden Moment um, alle sehen es, aber keiner hilft mir!"
- „Ich darf nicht mehr joggen, das macht mein Herz nicht mit!"
- „Ich muss sofort nach Hause!"
- „Dann gehe ich zum Arzt und lasse ein Belastungs-EKG machen."

Überängstliche Personen werden besonders von den körperlichen Angstsymptomen, die mit den Sorgen und der Angst einhergehen, verunsichert. So wie Fritz glauben viele, sie wären körperlich krank. Deshalb gehen sie auch häufig zum Arzt. Leider wird in den meisten Fällen die generalisierte Angststörung über Jahre hinweg nicht erkannt und falls doch, häufig nur medikamentös behandelt (vgl. auch die Informationen zur medikamentösen Therapie im Anhang, S. 145). Dadurch entstehen hohe Krankheitskosten. *Noch schlimmer: Die Betroffenen leiden unnötig lange.* Sobald die Medikamente wieder abgesetzt werden, kehrt die Angst in der Regel zurück.

2.5 Das Kreuz mit dem Vermeiden bei der Suche nach Sicherheit

Befürchtungen, Erwartungsängste und Sorgen, die um Unheil und Missgeschick kreisen, werden von Überängstlichen als höchst unangenehm erlebt. Ihre subjektiv empfundene Hilflosigkeit verunsichert sie noch mehr. Um mehr Sicherheit zu gewinnen, betreiben sie oft einen horrenden Aufwand:

- Zum Ausweichen vor der inneren Erfahrung von Bedrohung *denken* viele ihre *Sorgen nicht zu Ende*. Oder sie versuchen, die Sorgen zu unterdrücken.
- Aus Unsicherheit holen sich etliche *Rückversicherungen* ein, um ja keinen Fehler zu machen. Sie fragen Vertrauenspersonen nach ihrer Meinung bezüglich der Gefährlichkeit von Ereignissen oder bitten sie um Unterstützung. Zumindest für den Augenblick, nachdem sie Rückversicherung erhalten haben, fällt es ihnen leichter, sich zu entscheiden, ob sie etwas riskieren wollen oder nicht.
- Ferner verlassen viele nicht mehr das Haus ohne Sicherheitsvorkehrungen wie Handy und Tabletten. Sie rufen häufig Nahestehende an, um sich zu vergewissern, dass diese nicht gefährdet sind oder dass sie zur Unterstützung für den Notfall bereitstehen. Oder sie lassen ihre Kinder vor lauter Sorgen nicht mehr aus den Augen. Einige vermeiden Situationen und Reize, die schon einmal Befürchtungen in ihnen auslöst haben, lassen Rechnungen und Behördenbriefe ungeöffnet, weil sie Hiobsbotschaften darin vermuten, weichen vor kör-

perlicher Anstrengung aus, um den Körper ja nicht zu verausgaben, nehmen kaum mehr Einladungen wahr, weil sie dort wieder beängstigende Dinge hören könnten oder weichen vor Problemgesprächen aus.

- Sehr viele fühlen sich abgespannt und ausgelaugt und gehen keinen Freizeitaktivitäten mehr nach.
- Schließlich greifen manche in der Not zu Medikamenten oder Alkohol, um ihre Angst zu dämpfen.

Dieses Sicherheitsverhalten ist ein Ausweichmanöver. Direkt nach dem Vermeiden erleben sie weniger Angst. Weil die Angst in dem Augenblick tatsächlich für kurze Zeit zurückgeht, vermeiden sie in Zukunft erneut. Sie realisieren nicht, dass die Angst nur für den Moment verschwindet und bald danach Befürchtungen und Sorgen wieder aufkommen. Weil das Vermeiden geholfen hat, die Angst kurzfristig zu verringern, erliegen die Betroffenen dem verhängnisvollen Glauben, ihr Ausweichmanöver sei das richtige Verhalten gewesen. Diese Fehleinschätzung führt dazu, dass sie weiterhin vermeiden, ihre Sorgen und Ängste aufrechterhalten bleiben und die Angst chronifiziert.

Das Vermeiden hindert ängstliche Personen daran, die Erfahrung zu machen, dass ihre Erwartungsangst unbegründet ist. Dabei sind ihre Befürchtungen nicht wirklich gefährlich. Sie werden von ihnen nur für gefährlich gehalten. Das realisieren sie selber im angstfreien Zustand. Sobald sie in ängstliche Erregung geraten, werden sie jedoch kognitiv eingeschränkt und verunsichert, halten das vorgestellte (oder reale) Ereignis für gefährlich, fühlen sich bedroht und suchen nach Sicherheitssignalen. Weil sie am Ende vermeiden, setzen sie sich auch nicht mit der Angst auseinander. Folglich bekommen sie keine Entwarnung von Gefahr und werden auch nicht klüger durch Erfahrung. Im Gegenteil, sie werden nur noch ängstlicher.

Ihre Fehleinschätzung ist insofern folgenschwer, als sich die generalisierte Angst durch das Vermeiden immer mehr verfestigt. Alltägliche Verrichtungen fallen zunehmend schwerer. Nach einigen Jahren fühlen sie sich erschöpft und klagen über Schreckhaftigkeit, Schlaf- und Konzentrationsprobleme, können nicht mehr entspannen und haben keine Lebensfreude mehr.

Beachte:

Vermeidungs- und Sicherheitsverhalten beruhigen nur für einen Moment. Sorgen und Befürchtungen folgen auf dem Fuße. Vermeidungsreaktionen tragen – anders als der „gesunde Menschenverstand" es einem suggeriert – dazu bei, sorgenvolles Denken zu verstärken. *Sorgen und Vermeiden sind somit aufrechterhaltende Bedingungen der generalisierten Angst.* Mit den Vermeidungsreaktionen droht die Angst zu *chronifizieren.* Therapeutisch muss deshalb vor allem am Vermeidungsverhalten angesetzt werden.

2.6 Vorkommen, Verbreitung und Behandlungsmöglichkeiten

Wissenschaftliche Befragungen zeigen, dass etwa vier bis sechs Prozent der Allgemeinbevölkerung *irgendwann im Leben* eine generalisierte Angststörung entwickeln, Frauen doppelt so häufig wie Männer. Bei Geschiedenen, Verwitweten, Arbeitslosen und anderen Personen mit geringem Einkommen kommt die Angststörung häufiger vor. Der Beginn der generalisierten Angst ist später als bei anderen Angststörungen – am häufigsten tritt sie zwischen 45 und 60 Jahren auf, am zweithäufigsten zwischen 30 und 45 Jahren. Die Störung scheint an Häufigkeit zuzunehmen.

Schaut man sich das Vorkommen *innerhalb einer Jahresfrist* an, dann haben etwa knapp ein bis vier Prozent der Bevölkerung eine generalisierte Angststörung. Nur zwei von fünf gehen in Behandlung: Untersuchungen zeigen, dass Personen mit generalisierter Angststörung erst einmal den Hausarzt aufsuchen. Leider geschieht das aber oft sehr spät – im Durchschnitt erst sieben Jahre, nachdem die Störung aufgetreten ist. Da dem Hausarzt in der Regel die notwendige Spezialausbildung fehlt, fällt es ihm nicht leicht, eine generalisierte Angststörung zu diagnostizieren.

International gilt die kognitive Verhaltenstherapie als Therapie der Wahl bei Angststörungen. Die therapeutischen Wirkungen von kognitiver

Verhaltenstherapie bei generalisierter Angststörung sind durch Studien belegt. *Experten* sind Diplom-Psychologen und Fachärzte (meist für Psychiatrie), die eine zusätzliche Ausbildung in Verhaltenstherapie haben. Die Krankenkassen sind verpflichtet, ihren Mitgliedern auf Wunsch eine Liste der zugelassenen Psychotherapeuten in ihrer Region auszuhändigen. Aus dieser Liste geht die Therapierichtung des jeweiligen Psychotherapeuten hervor. Drei Therapierichtlinienverfahren sind vom Gesetzgeber zugelassen und für Kassenleistungen verpflichtend: Psychoanalyse, Tiefenpsychologie und die in diesem Buch dargestellte kognitive Verhaltenstherapie.

2.7 Erklärungsmodell

Damit es zur Entwicklung einer generalisierten Angststörung kommt, müssen eine ganze Reihe von Bedingungen und Einflussgrößen zusammenwirken (vgl. auch Abb. 3 auf S. 47):

1. Genetische und neuropsychologische Einflüsse (vgl. auch die Informationen im Anhang, S. 144): Es gibt mittlerweile eine Reihe von wissenschaftlich gesicherten Hinweisen auf eine *genetische Vorbelastung*. Die Neigung zu generalisierter Angststörung tritt in Familien gehäuft auf und ist zum Teil angeboren. Etwa 17 bis 20 % der Kinder kommen mit einem ängstlich-scheuen Temperament zur Welt und sind mehr oder weniger schüchtern und verhaltensgehemmt. Mehrere Gene (und Lernen) sind an der Entstehung eines Angstnetzwerkes im Gehirn beteiligt. Ob und welche Angststörungen im Verlaufe des Lebens ausgelöst werden, hängt weitgehend von Lernerfahrungen und Umwelteinflüssen ab (Erziehungsstil der Eltern, Belastungen in der Lebensführung).

Folgende Befunde sprechen für angeborene Einflüsse:

- Einige Kinder haben eine genetische Bereitschaft zur Entwicklung von ängstlicher Erregung und Unruhe. Von Geburt an reagieren sie körperlich empfindsamer unter Belastung als angstfreie Personen.
- In zahlreichen Studien konnte eine *Häufung von Angststörungen* und Depressionen *in den Familien* von Personen mit generalisierter Angst nachgewiesen werden.

- Angstpatienten neigen vermehrt zu gehemmtem Verhalten und einem ausgeprägten Vermeidungsstil. Sie haben auch eine erhöhte Angstsensibilität, nehmen körperliche Beschwerden stärker wahr und bewerten sie einseitig negativ. Verhaltenshemmung und erhöhte Angstsensibilität begünstigen die Entstehung von panischen und phobischen Ängsten.
- Neuropsychologische Befunde zeigen, dass die Fähigkeiten von überängstlichen Personen zur Steuerung der Aufmerksamkeit und zur Eindämmung von emotionalen Reaktionen eingeschränkt sind. Sie sorgen sich wesentlich mehr um alltägliche Belange als angstfreie Personen und *können* bei subjektiv wahrgenommener Gefährdung *ihr Bedrohungs- und Vermeidungssystem schlecht abschalten.*

2. Lernen, Erziehung, Werte und Erwartungen: Lernerfahrungen spielen eine wichtige Rolle bei der Entwicklung von generalisierter Angst. Im Wesentlichen hängt es vom erzieherischen Einfluss ab, ob Kinder zu eigenständigem und risikobereitem Handeln ermutigt werden und sich selbstständiges Verhalten zutrauen. Heute werden Kinder überwiegend durch überbeschützendes Verhalten, seltener durch aggressives Erziehungsverhalten tendenziell ängstlicher und hilfloser. Zutrauen und positive Erwartungen der Eltern helfen ihnen, ihre Ängste und ihr Leben besser zu bewältigen. Negative Erwartungen verstärken hingegen Angst begünstigende Grundüberzeugungen sowie die Bereitschaft, sich viele Sorgen zu machen.

Kinder übernehmen vieles von ihren Bezugspersonen, auch Kognitionen und Wertvorstellungen wie Aufmerksamkeit, Fantasie, Orientierung, Planungsfertigkeiten und die Fähigkeit, zu glauben. Erwartungen und Grundüberzeugungen steuern die Informationsauswahl, Bewertungsprozesse und gefühlsmäßige Verarbeitung von dem, was mit den Sinnen wahrgenommen wird. Kinder übernehmen besonders viel von der Bezugsperson, der sie gefühlsmäßig näherstehen oder der sie stärker ähneln (Eltern, Großeltern, Geschwister, Lehrer, Freunde). Grundüberzeugungen beeinflussen das Verhalten und wirken – oft ohne dass es der Person bewusst ist – wie Leitideen oder Suggestionen. Da negative Grundüberzeugungen und Erwartungen einen großen Einfluss auf die Angstbereitschaft haben und viele überängstliche Menschen pessimistische Einstellungen entwickeln, sollte ängstlichen Kindern eine optimistische, angstfreie Haltung dem Leben gegenüber vorgelebt werden.

Wichtige Fragen im Hinblick auf die Entstehung von Angst sind demnach: Wie *zuversichtlich* ist die Haltung der Eltern? Wie reagieren Eltern und andere Bezugspersonen auf vorsichtiges Ausprobieren oder rüpelhafte Vorstöße des Kindes in einer riskanten und bedrohlichen Situation? Was machen sie gegen seine Vermeidungstendenzen?

Kinder und Jugendliche übernehmen die Werte und Erwartungen ihrer Eltern und ahmen ihnen nach, wie sie mit Alltags- und Lebensproblemen umgehen. Überängstliche Eltern sind oft Modelle für Unsicherheit, Angst vor Versagen, Krankheit, Sterben, Krieg oder Kriminalität. Ohne es zu bemerken, vermitteln sie ihren Kindern negative Denk- und Bewertungsmuster („Die Welt ist bedrohlich!") und Befürchtungen („Bei Dunkelheit ist es draußen gefährlich!"). Außerdem lebt ein ängstlicher Elternteil auch häufig vor, dass er subjektiven Bedrohungen im Alltag oder Herausforderungen nicht gewachsen ist und vieles vermeidet. Somit geht auch das Kind Gefahren *und* Bewältigungsversuchen lieber aus dem Weg („Ich schaff' das nicht!", „Ich verreise lieber nicht!", „Geld lege ich in keinem Fall an!").

Durch eine überbeschützende, eher entmutigende Erziehung lernt ein angstbereites Kind im Extremfall, dass es schon bei leichter Bedrohung ausgeliefert ist und sich selbst nicht helfen kann.

Beachte:

Je gelassener Eltern bei tatsächlicher Gefahr bleiben, je weniger sie Gefahren im Alltag und in der Zukunft überbewerten und je mehr sie ein furchtloses, selbstsicheres Verhalten an den Tag legen, desto mehr trauen sich ihre Kinder auch zu und desto weniger Schwierigkeiten haben sie bei der Bewältigung von Herausforderungen und Gefahren.

3. Stressbelastung: Für manche ängstliche Personen ist *akute* und *chronische* Belastung ein weiterer wichtiger Auslöser für generalisierte Angststörung (vgl. S. 34). Dabei ist zu unterscheiden zwischen objektiver Stressbelastung (Insolvenz der Firma) und Stress aufgrund von Befürchtungen und Fehlinterpretationen („Die Firma geht höchst wahrscheinlich bankrott"). Stressbelastung ist die Folge eines Ungleichgewichts zwischen den tatsächlichen (oder vermuteten) Anforderungen einer Situation und den subjektiv wahrgenommenen eigenen Fähigkeiten, etwas Wirkungsvolles dagegenzusetzen. Stresserleben ist immer das Ergebnis von persönlicher Einschätzung und Bewertung und wirkt sich in komplexer Weise auf das psychische Erleben und die körperliche Gesundheit aus. Bewertungen sind abhängig von individueller Veranlagung, Erfahrung und der augenblicklichen psychischen und körperlichen Verfassung der Person.

Äußere Belastungen (Geldprobleme, Mobbing) und *innerer* Stress (Befürchtungen, Sorgen, Grübeln) geben weiteren Anlass zu Sorgen und Ängsten und senken die Angstschwelle. Sorgen und Angsterleben werden als starke innere Belastungen erlebt. Interner wie externer Stress trägt zudem dazu bei, die Sorgen- und Angstbereitschaft aufrechtzuerhalten und zu verstärken.

Intensive Belastung geht mit hoher innerer Anspannung einher. Unter starker Anspannung erlebt das Individuum häufiger *schlechte Tage*. An solchen Tagen wird die Angstschwelle leichter überschritten, wie das Stressmodell in Abbildung 2 zeigt.

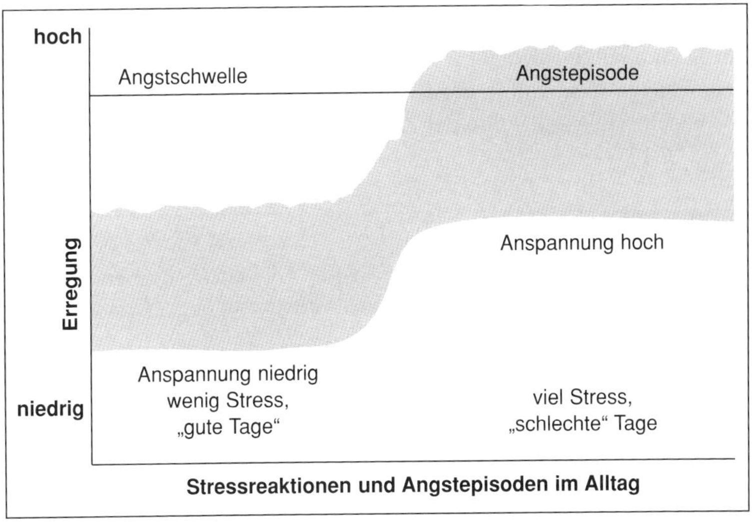

Abbildung 2: Stressmodell der generalisierten Angststörung

Zu den häufig vorkommenden Stressoren (vgl. Abb. 3) gehören

- *Kritische Lebensereignisse:* Darunter fallen psychosoziale Belastungen – Geburt eines Kindes, Berufsbeginn, Verlust einer Beziehung durch Trennung oder Tod, Demütigung in Form von Abwertung usw. Infolge von übertriebenen Befürchtungen werden sogar schöne Ereignisse, z. B. eine bevorstehende Heirat oder eine beginnende Vater- oder Mutterschaft, für einige Menschen zu einer extremen Belastung.
- *Soziale Benachteiligung:* Dazu gehören Arbeitslosigkeit, Armut, fehlende Berufsausbildung, Flüchtlingsstatus und andere einengende Lebensbedingungen.
- *Schlechte Nachrichten:* Eindringliche und beunruhigende Bilder über nationale oder internationale Katastrophen in den Medien wie Sturmfluten und andere Naturgewalten, Verkehrsunfälle, Terrorakte oder Kriegshandlungen sind für viele ängstliche Menschen sehr belastend.
- *Körperliche Belastungen:* Chronische Schmerzen, Krankheiten, Behinderungen, akute, lebensbedrohliche Erkrankungen, bevorstehende Operationen usw. geben ebenfalls öfter Anlass zu Befürchtungen und Sorgen.

Untersuchungen haben gezeigt, dass die generalisierte Angststörung schleichend beginnt – häufig bei Personen, die schon im Kindesalter überängstlich waren. In den meisten Fällen fehlen erkennbare äußere Auslöser oder belastende Einflussgrößen. Bricht die Angststörung hingegen später aus, sind in der Regel kritische Lebenserfahrungen oder chronische Belastungen in der Zeit davor deutlicher zu erkennen (vgl. Nick, S. 13).

Beachte:

Studien zeigen, dass eine generalisierte Angststörung überwiegend durch bedrohliche Ereignisse ausgelöst wird und depressive Störungen vermehrt durch Verlusterlebnisse.

Ängstliche Personen müssen nicht dem Alltagsstress hilflos ausgeliefert bleiben. Viele alltägliche Belastungen und Probleme lassen sich lösen und beheben. Problemlösetraining (vgl. S. 97) ist eine wirkungsvolle therapeutische Vorgehensweise, um Probleme besser in den Griff zu bekommen.

4. Angstsymptome: Weil die Symptome der generalisierten Angststörung nicht richtig zugeordnet werden, müssen die Betroffenen oft einen qualvoll langen Weg gehen, bis sie richtig diagnostiziert werden. Inzwischen dürften viele hoffnungslos und depressiv verstimmt geworden sein.

5. Sicherheitsbedürfnis: Unsichere, ängstliche Kinder und Erwachsene brauchen besonders viele Sicherheitssignale (vgl. S. 40). Zur persönlichen Sicherheit bauen sie immer mehr auf Rückversicherungen und bitten Nahestehende um Unterstützung. Das bringt sie in eine Abhängigkeit von der Hilfe anderer (Partner, Eltern, Freunde, Kollegen) und das geht auf Kosten der Entwicklung von Selbsthilfekräften.

Abbildung 3 veranschaulicht das Zusammenwirken der geschilderten ursächlichen, auslösenden und aufrechterhaltenden Einflussfaktoren der generalisierten Angststörung:

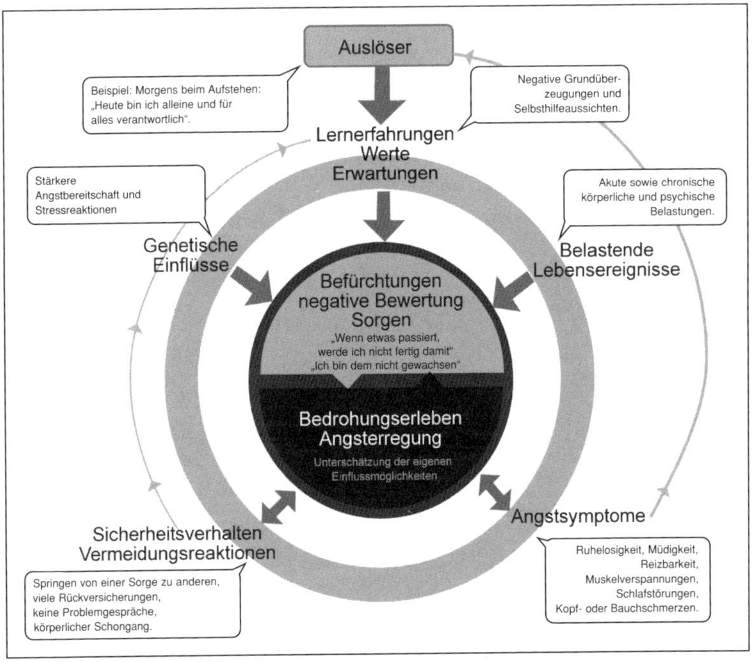

Abbildung 3: Modell der generalisierten Angststörung (Gestaltung: Bertram Schmidt-Traub)

2.8 Zusammenfassung: Erscheinungsbild der generalisierten Angststörung, entstehende und aufrechterhaltende Bedingungen

Erscheinungsbild der generalisierten Angststörung. Jeder macht sich Sorgen und keiner genießt ein völlig sorgenfreies Leben, höchstens phasenweise. Zu den Alltagsproblemen gehören Sorgen; in der Regel sind sie nachvollziehbar. Menschen mit generalisierter Angst haben allerdings besonders viele übersteigerte Sorgen. Die Mehrzahl ist wirkungslos und überflüssig. Nahezu täglich werden überängstliche Personen von Befürchtungen und Sorgen heimgesucht. Meist geht es um künftige Probleme, die mit Arbeit, Krankheit, Angehörigen, schlechten Nachrichten oder finanziellen Risiken zu tun haben. Das Angsterleben wird von Ruhelosigkeit („auf dem Sprung sein"), leichter Ermüdbarkeit, Konzentrationsschwierigkeiten („Leere im Kopf"), Reizbarkeit, Muskelverspannungen (oft bis über die Schmerzgrenze) und unruhigem, nicht erholsamem Schlaf begleitet.

Die generalisierte Angststörung bleibt oftmals unerkannt und wird häufig unterschätzt, obwohl die Lebensqualität der Betroffenen stark beeinträchtigt ist. Meistens beginnt sie im Erwachsenenalter und verschlimmert sich über die Jahre. Unbehandelt kann sie bis ins Alter bestehen bleiben.

Das Angstgefühl bei einer Angstepisode setzt sich aus folgenden Komponenten zusammen:

- Ein angenommenes gefürchtetes Ereignis oder eine Situation in der Zukunft wird als bedrohlich *gewertet (kognitive Ebene)*, obwohl in Wirklichkeit keine Gefahr besteht; es handelt sich dabei um Fehlinterpretationen.
- Gleichzeitig reagiert der Körper mit erheblichen Muskelverspannungen, beschleunigter Herztätigkeit, Müdigkeit und anderen *körperlichen Symptomen (körperliche Ebene)*.
- Zum Schutz vor der angenommenen Gefahr wird *Sicherheits- oder Vermeidungsverhalten* an den Tag gelegt *(Verhaltensebene)*.

Beachte:

Therapeutisch kann sowohl auf der kognitiven und körperlichen als auch auf der Verhaltensebene angesetzt werden.

Bei der *Entstehung und Aufrechterhaltung der Störung* spielen folgende Faktoren eine Rolle:

- In den Familien von überängstlichen Personen kommen überzufällig häufig Angststörungen und Depressionen vor. Inzwischen gibt es genetische Belege für ein ängstlich-scheues Temperament, das mit Verhaltenshemmung und Überempfindlichkeit gegenüber körperlichen Symptomen (erhöhte Angstsensibilität) einhergeht. Mithin liegt bei Personen mit generalisierter Angststörung eine *Veranlagung* zu erhöhter Angstbereitschaft vor. Meist ist ein ebenfalls ängstlicher Elternteil soziales Modell für überängstliches Verhalten. Überbeschützende Erziehung ist der gegenwärtig am häufigsten beobachtete Erziehungsstil, der bei einem ängstlichen Kind die Entwicklung von Selbstständigkeit und Risikofreude – insbesondere bei Mädchen – beeinträchtigt.
- Kinder mit generalisierter Angststörung sind *kognitiv auffällig*: Ihre Aufmerksamkeit ist besonders auf Angstreize gerichtet, weil sie gelernt haben, Gefahren empfindsamer wahrzunehmen und bevorstehende Alltagsereignisse für bedrohlicher zu halten, als sie in Wirklichkeit sind. Uneindeutige Situationen interpretieren sie als gefährlich und unterschätzen dabei ihre eigenen Möglichkeiten, diese Alltagssituationen zu meistern.
- *Ausgelöst* wird die generalisierte Angst vornehmlich durch Sorgen, die auf Fehlinterpretationen beruhen. Auslöser für Befürchtungen und Sorgen sind negative Gedanken, Erwartungen oder schlechte Nachrichten. Sorgen treiben die Angst meistenteils in die Höhe, anstatt sie zu lindern.
- *Angstepisoden* dauern im Schnitt oft sechs Stunden am Tag. Einige überängstliche Personen neigen zu ungewöhnlich starker innerer Erregung, andere mehr zu sorgenvollem Denken und zu Grübeleien. Die Folgen können Erschöpfungszustände und Selbstwertprobleme sein.

- In der Mehrzahl der Fälle entsteht die generalisierte Angst schleichend. Viele überängstliche Erwachsene waren schon im Kindesalter überängstlich, hatten Trennungsangst (vgl. S. 63) und/oder phobische Ängste (vgl. S. 55).
- Im späteren Erwachsenenalter tritt bei einigen die generalisierte Angststörung nach anhaltender Belastung auf. Stress verschlimmert eine bereits bestehende generalisierte Angst und hält die Angststörung aufrecht. *Chronische Belastungen* in den letzten ein bis zwei Jahren (Mobbing am Arbeitsplatz, gesundheitliche Probleme) und *akute Belastungen* (plötzlicher finanzieller Engpass oder Kündigung) machen überängstliche Personen empfänglicher für Befürchtungen und Sorgen.
- Für überängstliche Personen ist es typisch, sich vielfach abzusichern und Bedrohliches zu vermeiden. Da sie befürchten, das (übertrieben wahrgenommene) Unheil wäre nicht zu kontrollieren, beginnen sie, vor Sorgen und bedrohlichen Szenarien auf der Vorstellungsebene auszuweichen. Im Allgemeinen gelingt es ihnen nicht, ihre sorgenvollen Gedanken zu unterdrücken. Also wechseln sie das Sorgenthema, ohne die vorherige Sorge zu Ende zu denken. Ferner holen sie zu ihrer persönlichen Sicherheit Rückversicherungen ein, benutzen Hilfsmittel (Handy, Medikament, Begleitperson) und vermeiden reale Situationen, vor denen sie sich fürchten. Die Angst reduzierenden Wirkungen von *Sicherheitsvorkehrungen*, *Vermeiden* und *Rückversicherungen* sind aber nur von kurzer Dauer. Langfristig wird die Angst durch diese Ausweichmanöver verfestigt und oft sogar noch intensiviert.
- *Nach ein bis zwei Jahren* sind Befürchtungen, Sorgen und Angsterleben feste Gewohnheiten geworden. Damit *chronifiziert* die generalisierte Angststörung. Weil die meisten überängstlichen Personen viel zu spät zum Hausarzt gehen und dort meist nur über körperliche Stresssymptome klagen, bleibt die Angststörung oft unerkannt. Bis sie endlich bei einem Experten angekommen sind (Psychiater oder Psychotherapeuten) – und das schafft nur ein kleiner Teil –, hat die Mehrzahl bereits weitere psychische Störungen entwickelt. Das erschwert die Diagnose und Behandlung.

Fazit:

- Das Besondere an der generalisierten Angst ist eine Art Verschmelzung von sorgenvollen Gedanken und Handlungen. *Sobald der Gedanke an Gefahr da ist, wird die vorgestellte Bedrohung zur Gewissheit.* Sorgen suggerieren der überängstlichen Person bedrohliche Ereignisse und sie glaubt an die Ernsthaftigkeit der Gefahr. Dieser Glaube hat Konsequenzen für die Therapie: Meinungen sind leichter zu verändern als tiefer verankerte und gefühlsmäßig stark besetzte Überzeugungen.
- Die generalisierte Angststörung ist subjektiv schwer zu ertragen. Sie verursacht außerdem einen volkswirtschaftlichen Schaden, denn die Betroffenen gehen öfter zum Arzt und haben zahlreiche Fehltage. Viele von ihnen sind sogar für längere Zeit arbeits- und berufsunfähig.

3 Psychische Auffälligkeiten, die gleichzeitig mit der generalisierten Angststörung auftreten können

Studien zufolge ist die *generalisierte Angststörung nur in neun Prozent der Fälle die einzige Störung*. Meistens wird sie von anderen Angststörungen begleitet – am häufigsten von Panikattacken, Agoraphobie oder sozialer Phobie – aber auch von Depressionen. Weil überängstliche Personen oft infolge der körperlichen Angstsymptomatik befürchten, körperlich krank zu sein, wird sie manchmal auch mit einer somatischen Belastungsstörung oder einer Krankheitsangststörung verwechselt. Um dem Leser zu einer genaueren diagnostischen Selbsteinschätzung zu verhelfen, werden häufig begleitende (komorbide) Störungen (nach DSM-5 und ICD-10) dargestellt.

Beachte:

Ohne eindeutige Diagnose sind therapeutische Wirkungen kaum zu erwarten!

3.1 Panikattacken und Panikstörung

Panische Angst springt einen plötzlich und unerwartet an. Wie Angstepisoden bei generalisierter Angst haben ein Drittel der Panikanfälle keinen erkennbaren situativen Auslöser. Während Angstepisoden stundenlang anhalten und weniger starke körperliche Angstsymptome hervorrufen, sind Panikattacken spontan und abrupt auftretende, heftige Erregungszustände, die mit ausgeprägten körperlichen Symptomen und intensivem Angstgefühl einhergehen. Für Betroffene ist es so, als wäre die Katastrophe im Anschlag. Das Panikgefühl schaukelt sich in wenigen Minuten bis zum Maximum hoch und wird wie ein aufbrausendes Gewitter erlebt. Meist dauert die Attacke 10 bis 15 Minuten, im längsten Fall eine halbe Stunde. Nach einer Panikattacke ist die Person ermattet und könnte auf der Stelle einschlafen.

Ein *Panikanfall* liegt dann vor, wenn mindestens vier der folgenden Paniksymptome innerhalb von zehn Minuten auftreten (vgl. DSM-5, APA, 2015):

1. Atemnot,
2. Schwindel,
3. Herzrasen,
4. Zittern,
5. Schwitzen,
6. Erstickungsgefühl,
7. Übelkeit,
8. Unwirklichkeitsgefühle,
9. Kribbeln und Taubheit,
10. Hitzewallungen oder Kälteschauer,
11. Druckgefühl in der Brust,
12. Angst, zu sterben,
13. Angst vor Kontrollverlust und Verrücktwerden.

Beim Panikerleben steigt die Angst gewaltig an und der Körper erscheint völlig verändert. Da fast *Dreiviertel der Symptome eines Panikgefühls körperliche Beschwerden sind*, glauben viele Panikpatienten, sie wären ernsthaft körperlich krank. Sie eilen dann zum Arzt oder ins nächste Krankenhaus und lassen sich zur Sicherheit (meist zum wiederholten Male) gründlich untersuchen.

Häufige Angstthemen

In der Regel wissen überängstliche Personen gar nicht, wovor sie Angst haben (Angstinhalt oder -thema). Nach intensivem Befragen stellt sich bei der Mehrzahl heraus, dass sie sich vor folgenden Katastrophen fürchten:

- Über 80 Prozent haben Angst davor, ohnmächtig oder krank zu werden, einen Herzinfarkt zu erleiden oder zu ersticken (Todesangst).
- Eine kleinere Gruppe fürchtet sich davor, die Kontrolle über ihre mentale Verfassung zu verlieren und verrückt zu werden.
- Manche befürchten, ihren Körper nicht mehr kontrollieren zu können und meinen, sich zu blamieren, wenn sie einsacken, herumtorkeln oder sonst irgendwie peinlich auffallen („Was sagen die Leute?“, „Die denken womöglich, ich hätte Alkohol getrunken“).

Die meisten Panikattacken werden von einem körperlichen Symptom ausgelöst. Das kann Schwindel sein, Herzrasen, Atemnot, Zittern oder wackelige Beine. Viele sind auf ein bestimmtes körperliches Angstsymptom fixiert. Obwohl Panikpatienten im Ruhezustand wissen, dass die gefürchtete Katastrophe eigentlich nicht eintreten wird, hilft ihnen diese Gewissheit nicht mehr, wenn sie in Panik geraten.

Panikstörung wird diagnostiziert, sobald mehrere Panikattacken auftreten (mindestens vier innerhalb eines Monats). Knapp ein Drittel der Panikattacken sind nicht auf eine bestimmte Situation oder ein Objekt bezogen. Seit dem ersten Panikanfall haben die Betroffenen einen Horror davor, weitere Panikattacken zu erleben („Angst vor der Angst"), weil sie die erwähnten Katastrophen mit ihren Konsequenzen ernsthaft befürchten.

Neuropsychologische Hirnstudien zeigen, dass die vom autonomen Nervensystem gesteuerten *körperlich-physiologischen Reaktionen* bei Patienten mit generalisierter Angst oder Panikstörung *weniger flexibel* sind als bei angstfreien Personen, sodass beide Patientengruppen ein geringeres Gespür für die Zu- und Abnahme von physiologischen Empfindungen haben. Panikpatienten klagen zwar mehr über körperliche Beschwerden. Dennoch sind die bei ihnen gemessenen physiologischen Reaktionen – einer vergleichenden Studie zufolge – nicht intensiver als bei Patienten mit generalisierter Angststörung.

Weil Panikpatienten aus Sicherheitsgründen ihr Verhalten einschränken, verschlechtert sich ihre Lebensqualität: Sie werden sehr viel vorsichtiger, schonen ihren Körper immer mehr und ziehen sich stärker zurück. Die meisten beginnen, Situationen, in denen Panik aufkommen könnte, zu vermeiden. Viele fahren nicht mehr weiter von zu Hause weg, weil sie nicht sicher sind, ob beim Eintreten der gefürchteten Katastrophe eine ärztliche Notfallversorgung gewährleistet wäre. Nimmt das Vermeiden zu, wird *Agoraphobie* diagnostiziert (vgl. S. 56). Nur etwa 29 Prozent der Panikpatienten behalten eine *reine Panikstörung* (ohne andere Angststörungen): Bei ihnen gibt es häufiger Drogen- und Suchtprobleme in der Vorgeschichte.

3.2 Phobien

Eine Phobie ist die übersteigerte Angst vor Situationen oder Objekten, die in Wirklichkeit nicht gefährlich sind.

Beachte:

Auch ein *phobischer Angstanfall* kann heftig sein, da er mit denselben Angstsymptomen und Angstthemen einhergeht wie ein Panikanfall. Es gibt nur einen Unterschied: Die phobische Angst bzw. der phobische Angstanfall ist *immer an eine Angstsituation oder an Teile davon gebunden* (Fahrstuhl, enge oder weite Räume, muffige Luft). Nachdem die phobische Angst einmal gelernt worden ist, können bestimmte Eigenschaften einer Angstsituation wie Gerüche, Beleuchtung, Geräusche, Farben, Einrichtungsgegenstände, Häuser oder viele Menschen Angst auslösen.

Beispiel: Karl

Karl, 39 Jahre, hat seinen ersten Angstanfall im Kaufhaus erlebt. Ohne dass es ihm bewusst war, wurde das intensive Angsterleben mit der dort anwesenden Menschenmenge verknüpft. Er hatte Angst, zu kollabieren und deshalb von Beobachtern für schwach gehalten zu werden. Das Zustandekommen dieser Verknüpfung lässt sich mit dem ersten Lerngesetz, dem klassischen Konditionieren, erklären: Eine vormals neutrale Situation wie das Kaufhaus wird nun zum Auslöser von phobischer Angst. Um die Angst zu beheben, muss diese Verknüpfung wieder gelöst werden.

Karls Angst hat sich auf sämtliche Situationen mit Menschenmengen ausgeweitet, sodass heute Menschenmassen auf der Fußgängerpassage, im Kino oder auf großen Plätzen Angst bei ihm auslösen (diese Ausweitung der Angst wird Generalisierung genannt).

Seine Angst kann aber auch *rein kognitiv ausgelöst* werden, entweder durch Angstgedanken oder durch die Vorstellung einer Angstsituation („Ich muss ins Kaufhaus"). Schließlich können noch einzelne *körperliche Angstsymptome* Angst bei ihm zünden, sogar ohne dass es ihm bewusst ist. Das gilt besonders für physiologische Missempfindungen wie Herzstolpern, Luftnot oder Druck in der Brust.

Karl weicht nach Möglichkeit allen Menschenmengen aus. Durch das Vermeiden bleibt die Angst zwar kurzfristig aus. Was er aber nicht weiß, ist, dass die Angst langfristig durch diese Ausweichmanöver aufrechterhalten bleibt. Der Grund: Mit dem Ausweichen hindert er sich daran, die Erfahrung zu machen, dass Menschenmengen in Wirklichkeit nicht gefährlich sind. Infolge des Vermeidens bleibt die Befürchtung einer Katastrophe bestehen.

Diese folgenschwere Wirkung von Vermeidungsverhalten ist mehrfach nachgewiesen worden. Sie lässt sich mit dem zweiten Lerngesetz, dem operanten Konditionieren, erklären, wonach die Angst durch die Folgen auf das Angsterleben hin (hier ist es das Vermeiden) gesteuert und verstärkt wird.

In der Regel wird die phobische Angststörung durch das Ausweichen bzw. Flüchten immer stärker und engt den Phobiker in der Lebensführung zunehmend ein. Im Extremfall verlässt er allein nicht mehr das Haus und lebt ein Leben in nahezu völliger Zurückgezogenheit.

Phobische Angst kann sich (muss nicht) auf ähnliche Situationen ausweiten (generalisieren). Umgekehrt kommt es aber auch zur Generalisierung von therapeutischen Wirkungen: Wird eine phobische Angst gründlich behandelt (z. B. Karls Angst vor Kaufhäusern), könnte sich der Behandlungserfolg auf ähnliche Angstsituationen ausweiten (er hätte dann vielleicht auch nicht mehr Angst vor Menschenmengen im Kino oder auf der Fußgängerzone). Die Generalisierung lässt sich in der Therapie leider nicht steuern. Man kann nur auf sie hoffen.

Zu den *phobischen Ängsten* gehören die am häufigsten vorkommenden Angststörungen: Agoraphobie, spezifische Phobie und soziale Phobie (Kapitel 3.3 bis 3.5).

3.3 Agoraphobie

Nach heutigem Ermessen beschränkt sich Agoraphobie nicht mehr nur auf die Angst vor freien Plätzen (das griechische Wort Agora bedeutet Markt). Agoraphobiker fürchten sich vor mehreren Situationen, denen sie sich ausgeliefert fühlen und aus denen sie meinen, nicht entfliehen zu können. Sie fürchten sich vor engen, geschlossenen Räumen, Fahrstühlen, Tunneln, Verkehrsmitteln oder Autobahnen, auf denen sie sich eingeengt fühlen, weil sie nur über eine Ausfahrt abfahren können. Viele haben auch Angst vor weiten Plätzen, Fußgängerzonen, Menschenmengen oder vor dem Stehen in einer Schlange. Einige können nicht mehr alleine außer Haus sein, verreisen oder ihren Wohnbezirk verlassen.

Ihre Angst ist unverhältnismäßig stark. Schaut man genauer hin, so fürchten Agoraphobiker sich nicht primär vor einzelnen Angstsituationen, sondern vor der Angstsymptomatik (Herzrasen, Atemnot, Benommenheit) und ihren Folgen, die eine Katastrophe ankündigen. Während des Angsterlebens sind Agoraphobiker davon überzeugt, dass etwas Schreckliches geschehen könnte (Ohnmacht, Sterben, Durchdrehen). Sie befürchten, in dem Moment ausgeliefert zu sein, ohne dass eine Flucht möglich oder Hilfe verfügbar wäre.

Aus diesem Grund fällt es Agoraphobikern außerordentlich schwer, Angstsituationen alleine aufzusuchen. Stattdessen versuchen sie, diese Situationen teilweise (sie gehen ins Kino, sitzen aber am Rande) oder vollständig (sie gehen gar nicht mehr ins Kino) zu vermeiden. In Begleitung von Vertrauenspersonen meistern sie ihre Angstsituationen in der Regel noch. Auf Begleitung zu bauen, ist aber auch eine Vermeidungsstrategie. Im Extremfall weichen Agoraphobiker vor so vielem aus, dass sie am Ende nicht mehr allein ihre Wohnung verlassen können. Das schränkt sie in ihrer Lebensführung enorm ein.

Nur in seltenen Fällen tritt Agoraphobie ohne Angstanfälle auf. Nach der ICD-10 wird *Agoraphobie mit oder ohne Panikstörung* diagnostiziert, Nach dem DSM-5 werden sowohl Panikstörung, als auch Agoraphobie diagnostiziert, wenn Angstanfälle oder Panikattacken in gefürchteten Situationen auftreten.

3.4 Spezifische Phobien

Einfache, isolierte spezifische Phobien sind fest umschriebene, ausgeprägte Ängste vor einem spezifischen Objekt oder einer bestimmten Situation. Eine spezifische Phobie ist übertrieben und unbegründet. Bei der Begegnung mit dem phobischen Inhalt in der Realität, auf der Fantasieebene, in Film oder Fernsehen kommt es fast immer zu Angsterleben. Meist entstehen einfache Phobien bereits in früher Kindheit. Phobische Personen greifen vielfach zu Schutzvorkehrungen – oft vermeiden sie die phobischen Inhalte und sind manchmal in wichtigen Funktionsbereichen eingeschränkt.

Unterschieden werden fünf Typen von spezifischer Phobie:

1. Tier-Typus (Hunde, Spinnen, Schlangen),
2. Umwelt-Typus (Höhen, Gewitter, tiefes Wasser),
3. Blut-Spritzen-Verletzungs-Typus (medizinische Behandlungen aller Art, Krankenhäuser, Ärzte, Zahnärzte, weiße Kittel), Krankheitsangst
4. Situativer Typus (Kaufhäuser, Plätze, Flugzeuge, Fahrstühle – kommen mehrere Ängste vom situativen Typ vor, wird Agoraphobie diagnostiziert),
5. Anderer Typus (darunter sind alle möglichen anderen Angstinhalte zusammengefasst wie Urinieren auf öffentlichen Toiletten oder Situationen, die zu Ersticken, Erbrechen oder ernsthafter Erkrankung führen könnten).

Gewöhnlich kommen ein bis drei spezifische Phobien bei einer Person vor. Eine heftige spezifische Phobie, bei der intensiv gemieden wird, kann gelegentlich zu einer gewaltigen Klippe werden und den Phobiker in seinem Bewegungsradius dramatisch einschränken.

Beispiel: Gerd
Gerd, 55 Jahre, entwickelte als Kind eine Brückenphobie nach einer schweren Karambolage auf einer Autobahnbrücke. Infolge von Arbeitsstress wurde die Phobie in den letzten sechs Jahren zunehmend heftiger. Da er viel im Ausland tätig war, musste er häufiger fliegen. Die Angst vor Brücken zwang ihn, über einen höchst zeitaufwendigen Umweg zum Flughafen zu fahren. Außerdem musste ihn seine Frau begleiten.

3.5 Soziale Phobie

Eine soziale Phobie oder soziale Angststörung umfasst die übersteigerte Angst vor verschiedenen sozialen Situationen – wie Gespräche mit anderen, insbesondere Unbekannten und attraktiven Personen des anderen Geschlechts, vor anderen eine Rede halten oder im Restaurant sitzen und beobachtet werden. Sozial-ängstliche Personen fürchten sich davor, *peinlich aufzufallen*, im Zentrum der Aufmerksamkeit zu stehen oder ausgelacht zu werden. Einige haben Angst vor dem *Versagen* in Leistungssituationen, andere vor Fehlverhalten ganz allgemein, weil sie sich blamieren und negativ beurteilt werden könnten. Viele sind überzeugt, dass andere ihnen die Angst ansehen, weil sie erröten, schwitzen oder zittern. Ihre Angstsymptome und starke Unsicherheit sind für sie oft schambesetzt und demütigend, weil sie befürchten, sich in einer Weise zu offenbaren, die von anderen abgewertet wird und zu Zurückweisung führt.

Eine Konfrontation mit einer sozialen Angstsituation kann vergleichbar heftige Angst auslösen wie eine Panikattacke. Obgleich sozial ängstliche Personen im Ruhezustand durchaus einsehen, dass ihre Angst übertrieben ist, fühlen sie sich in der Angstsituation *hilflos ausgeliefert* und meinen, die Situation nicht mehr unter Kontrolle zu bekommen.

Wie andere Angstpatienten bemühen sich sozial ängstliche Personen um ein größtmögliches *Sicherheitsverhalten*: Sie legen dicke Schminke auf, um das Erröten zu übertünchen, halten die Kaffeetasse mit beiden Händen, um das Zittern zu unterdrücken, oder wischen sich ihren Angstschweiß unauffällig ab, bevor sie die Hand reichen. Viele ergreifen in Angstsituationen die Flucht oder *vermeiden* sie von vornherein, um sich ja nicht zu blamieren. Einige greifen zum Alkohol (oder zu Drogen), um ihre Angst abzuschwächen. Dabei laufen sie Gefahr, alkohol- oder drogenabhängig zu werden.

Sozial ängstliche Personen haben besonders *starke Erwartungsangst* vor gefürchteten sozialen Situationen und bewerten ihr persönliches Auftreten im Nachhinein als ausnehmend negativ, selbst dann, wenn sie sich ganz passabel und sozial angemessen aufgeführt haben. Diese *negative Nachbereitung* trägt mit dazu bei, dass die soziale Angst allmählich schlimmer wird und sich auf immer mehr soziale Situationen auszuweiten droht (Generalisierung).

Unterschiede zwischen generalisierter Angststörung und Phobien

Anders als bei Panikstörung und Agoraphobie treten bei einer generalisierten Angststörung keine Panikattacken oder phobischen Angstanfälle auf. Sollten sie dennoch vorkommen, wird zusätzlich eine Panikstörung – entweder mit oder ohne Agoraphobie – als Zweitstörung diagnostiziert (vgl. Karin, S. 14). Im Gegensatz zu *Phobikern*, die Angst vor bestimmten Alltagssituationen haben und diese vermeiden, fürchten sich überängstliche *Personen mit generalisierter Angst* vor *imaginierten gefährlichen Situationen oder Ereignissen in der Zukunft*, von denen sich viele in Wirklichkeit gar nicht einstellen.

3.6 Zwangsstörung

Bei einer Zwangsstörung treten Zwangsgedanken mit unerfreulichen Inhalten und zwanghafte Handlungen auf, die als ungewollt empfunden werden, mit Unbehagen einhergehen und sich nicht so einfach unterdrücken lassen.

Zwangsgedanken, auch negative Intrusionen genannt, sind plötzlich auftauchende, unerwünschte, dranghafte Impulse, Gedanken oder Vorstellungen. Sie loggen sich immer wieder ins Bewusstsein ein und führen zu negativen Gefühlen, meist zu Unruhe und Angst. Mitunter kommen auch Traurigkeit, Ekel, Schuldgefühle oder Wut auf.

Die Inhalte solcher dranghaften Gedanken und Impulse sind häufig furchterregend und manchmal auch abscheulich („Jetzt ist mein ganzer Körper mit Hundekot beschmutzt", „Das Brot verstrahlt meine Kinder", „Ich springe vom Balkon", „Ich habe Jesus unsittlich berührt"). Genauer betrachtet, haben solche dranghaften negativen Kognitionen mit dem genauen *Gegenteil von* dem zu tun, was zwanghafte Personen für *anständig, ordentlich und moralisch halten* – meist sind es Themen wie Verschmutzung, Verseuchung, Gewalttätigkeit oder Obszönität. Das ist entsetzlich für sie. Oft befürchten Zwangspatienten, sie könnten anderen Menschen Schaden zufügen oder auf andere Art Schaden anrichten. Entsprechend fürchten sie sich davor, die Kontrolle über ihre negativen Impulse und Gefühle zu verlieren. Zu solchen *Zwangshandlungen* kommt es aber nicht. Um sich gegen die damit einhergehenden unangenehmen Gefühle zu schützen, müssen zwanghafte Personen übertriebene Sauberkeits-, Kontroll-, Ordnungs- oder mentale Handlungen wie Beten oder Wortwiederholungen vornehmen und das meist mehrmals hintereinander; sie fühlen sich durch Zwangsgedanken oder streng zu befolgende Regeln dazu gezwungen. Manche waschen sich x-mal die Hände, untersuchen bestimmte Körperteile wiederholt, sehen vor dem Verlassen des Hauses nach, ob der Herd ausgeschaltet ist, die Stecker herausgezogen sind und die Haustür abgeriegelt ist. Viele müssen Kontrollgänge durch die Wohnung machen, Dinge berühren, bei irgendwelchen Sauberkeits- oder Ordnungshandlungen zählen oder komplizierte, zeitaufwendige Zwangsrituale durchführen.

Wozu dient das? Zwangshandlungen *neutralisieren, verhindern oder reduzieren das scheußliche Gefühl*, z. B. die Angst (vor Verseuchung, Hausbrand, Versagen) oder den Ekel (vor Schmutz, Hundekot oder Erbrochenem). In der Regel stehen zwanghafte Verhaltensweisen oder mentale Handlungen in keinem realistischen Bezug zu dem, was sie neutralisieren sollen, z. B. wenn jemand durch viermaliges Berühren des Türrahmens beim Durchgehen verhindern will, dass der Partner mit dem Auto verunglückt. Die neutralisierende Wirkung hält nur für den Moment an. Zweifel und Ungewissheit folgen meist auf dem Fuße, sobald sich die nächste negative Intrusion aufdrängt. *Zwangshandlungen sind somit von der Funktion her eine Variante von Sicherheits- und Vermeidungsverhalten.* Sie können sehr zeitintensiv sein und die Person in ihrer Lebensführung erheblich beeinträchtigen.

Vermeidungsverhalten hat verhängnisvolle Folgen. Zwanghafte Personen spüren, wie die Angst nach einer Zwangshandlung für kurze Zeit zurückgeht. Daraus schlussfolgern sie, dass eine Bedrohung tatsächlich vorgelegen hat und ihr Zwangsverhalten berechtigt war. Sie unterliegen damit aber einer *Fehleinschätzung*, denn in Wirklichkeit besteht keine Gefahr – sie existiert *nur* in ihrem Kopf.

In der Regel treten Zwangsgedanken und -handlungen gemeinsam auf. Männer und Frauen sind gleichermaßen betroffen – im Gegensatz zu anderen Angststörungen, die meist doppelt so oft bei Frauen vorkommen. In Ruhephasen können zwanghafte Personen die Sinnlosigkeit ihrer Zwangshandlungen durchaus erkennen. Sobald ein dranghafter Impuls wieder ein negatives Gefühl auslöst, geraten sie erneut in den Sog zwanghafter Abläufe. Auch wenn sie bisweilen absonderlich und rätselhaft wirken: Zwänge sind eine Variante von Angststörungen, da sie am häufigsten mit Unruhe und Angst einhergehen.

Zur Unterscheidung von Zwangsstörung und generalisierter Angst

Im Gegensatz zu Personen mit generalisierter Angst haben Zwangspatienten unwirklich anmutende, starr und stereotyp auftretende negative Gedanken und Vorstellungen (z. B. Kontroll- oder Verschmutzungsgedanken), denen sie mit Einsicht oder Logik nicht beikommen können. Die meisten müssen zwanghaft handeln, um das damit einhergehende peinigende Gefühl (Unruhe) abzuschwächen.

3.7 Akute und posttraumatische Belastungsstörung

Ein ungewöhnlich schwerwiegendes, lebensbedrohliches Erlebnis – Hausbrand, Motorradunfall, Erdbeben, Vergewaltigung – kann eine akute Belastungsreaktion oder eine posttraumatische Belastungsstörung auslösen.

Die Symptome der *akuten Belastungsreaktion* treten unmittelbar nach einem außergewöhnlichen Ereignis auf. Einige der Beschwerden ähneln den Kriterien B, C und D der generalisierten Angststörung (vgl. S. 27). Hinzu kommen Desorientierung, Überaktivität, aggressives Verhalten, Verzweiflung, Hoffnungslosigkeit und Traurigkeit. Anders als bei der generalisierten Angst klingen die Symptome der akuten Belastungsreaktion jedoch nach ein bis zwei Tagen wieder ab.

Ein traumatisierendes Ereignis von ganz außergewöhnlicher Bedrohung kann aber auch zu der wesentlich schwerwiegenderen *posttraumatischen Belastungsstörung* führen. Nicht alle Menschen entwickeln traumatische Angst. Wen es trifft, ist nicht vorhersehbar. Ungewöhnlich heftige, schmerzhafte Erlebnisse wie sexuelle Übergriffe, Kriegserlebnisse, Mobbing am Arbeitsplatz, aber auch schwere Erkrankungen, Operationen, plötzliche Todesfälle oder Naturkatastrophen können traumatisierend wirken. Die posttraumatische Belastungsstörung tritt meistens erst einige Wochen bis zu sechs Monaten oder länger nach dem traumatisierenden Ereignis auf.

Das Risiko, traumatisiert zu werden, ist geschlechtsspezifisch. Frauen trifft es häufiger als Männer. Im Kindes-, Jugend- und Erwachsenenalter kommen Frauen öfter mit sexuellen Übergriffen und anderen Gewalthandlungen in Berührung, während Männer vermehrt Verkehrs- und Arbeitsunfällen, Raub und anderen Verbrechen, Katastrophen und Feuersbrunst, Kampfeinsätzen und Kriegshandlungen ausgesetzt sind.

Kernbeschwerden der posttraumatischen Belastungsstörung sind traumatische Erinnerungen, Flashbacks (Wiedererleben des Traumas in Rückblende), physiologische Übererregtheit, Angstzustände, Depressionen und häufiger auch Selbstmordgedanken. Häufig flackern die traumatischen Erlebnisse mit den schrecklichen Gefühlen von damals wieder auf. Das kann am hellichten Tage sein oder in nächtlichen Albträumen. Viele Traumatisierte leben Jahr für Jahr in einem inneren Erregungszustand oder fühlen sich benommen und wie betäubt, als wären sie der entsetzlichen Gefahr unaufhörlich ausgesetzt.

Diese Angststörung sollte mit der Hilfe eines Trauma-Spezialisten behandelt werden. Unbehandelt bleibt sie mit hoher Wahrscheinlichkeit bestehen und macht die Person sehr unglücklich.

3.8 Trennungsangst

Trennungsangst wird nicht mehr nur bei Kindern und Jugendlichen diagnostiziert, sondern auch bei Erwachsenen. Kernprobleme sind übersteigerte Angst vor einer

- Trennung von zu Hause,
- Trennung von nahestehenden Personen,
- ernsthaften Gefährdung oder dem Verlust von Bezugspersonen.

Meist fürchten sich trennungsängstliche Personen davor, dass sie oder Nahestehende verloren gehen, krank, gekidnappt oder sie nicht mehr geliebt werden. Angst kommt auf, sobald eine Trennung bevorsteht. Vor lauter Trennungsangst wollen viele angstsensible Kinder nicht mehr in den Kindergarten oder zur Schule gehen und auch nicht bei anderen Personen übernachten; trennungsängstliche Erwachsene entwickeln einen Widerwillen, von zu Hause weg oder zur Arbeit zu gehen. Übersteigertes Heimweh kommt häufig auf. Viele können zudem nicht allein zu Hause bleiben, weil sie sich von Schreckgespenstern, Einbrechern oder Albträumen bedroht fühlen.

Infolge der starken inneren Anspannung sind trennungsängstliche Menschen nicht selten übellaunig und demonstrieren deutlichen Widerwillen, wenn sie das Haus verlassen, verreisen oder alleine bleiben sollen. Begleitet werden ihre Ängste von körperlichen Beschwerden, meist von Kopf- oder Bauchschmerzen, Übelkeit und Erbrechen.

Beachte:

Viele Personen mit generalisierter Angst hatten im Kindes- oder Jugendalter Trennungsangst.

Weil es häufiger diagnostische Verwechslungen gibt, müssen auch Depressionen und die beiden Somatisierungsstörungen – somatoforme Funktionsstörung und Krankheitsängste (Hypochondrie) (vgl. Kapitel 3.9 bis Kapitel 3.11) – ausgeschlossen werden.

3.9 Depressionen

Jeder kennt vorübergehende Traurigkeit, Selbstzweifel und Resignation. Infolge von depressiven Gefühlen sind Initiative und Antrieb oft gedämpft. Im Normalfall halten solche Verstimmungen nur einige Stunden oder Tage an und gehen dann wieder vorüber. Bleiben sie jedoch zwei Wochen und länger bestehen, wird eine (unipolare) depressive Störung diagnostiziert. (Depressionen, die mit intensiver Trauer nach einem Verlust, schwerer körperlicher Erkrankung oder im Wechsel mit manischen Zuständen als bipolare Störung auftreten, werden hier nicht erläutert, da sie seltener mit einer generalisierten Angststörung einhergehen.)

Beachte:

Es gibt zwei Formen von Depressionen, die sich häufiger mit generalisierter Angststörung paaren. Einmal ist es die depressive Episode, die erstmalig auftritt – häufig nach belastenden Lebensereignissen – oder sie kommt ein weiteres Mal als rezidivierende depressive Störung erneut auf (vgl. Nick, S. 13). Eine depressive Episode dauert meistens einige Monate und kann leicht, mittelgradig oder schwer sein. Die andere depressive Störung, die häufiger mit generalisierter Angst einhergeht, ist die Dysthymia, eine scheinbar weniger schwere Depression, die mindestens zwei Jahre und länger anhält (vgl. Lilo und Martin, S. 12 und 14). Diese chronifizierte Depression lässt sich jedoch therapeutisch weniger leicht verändern als depressive Episoden.

Kernsymptome der Störung sind *depressive Verstimmung für die meiste Zeit des Tages an fast allen Tagen und Verlust an Interesse oder Freude an fast allen Aktivitäten*. Hinzu kommen Traurigkeit, Gefühle der Leere und Hoffnungslosigkeit, Selbstvorwürfe, Schuldgefühle, verminderte Fähigkeit zu denken oder sich zu konzentrieren, verringerte Entscheidungsfähigkeit, Gereiztheit, wiederkehrende Gedanken an den Tod und Selbstmordgedanken. Einige klagen über Ein- und Durchschlafstörungen mit Früherwachen – manche schlafen zu wenig, andere zu viel – nachlassendes sexuelles Interesse sowie Frustessen oder Appetitlosigkeit mit Gewichtszunahme oder -abnahme.

Depressiv gefärbte Grübeleien und überängstliche Sorgen werden oft verwechselt (vgl. S. 33): *Grübeln* ist die Neigung, wiederholt an die Gründe, Umstände und Konsequenzen von negativen Gefühlserlebnissen in der Vergangenheit zu denken. Grübeln begünstigt depressive Verstimmungen. *Sorgen* beziehen sich vergleichsweise mehr auf zukünftige Probleme und Gefahren, Sorgenthemen sind bedrohliche Ereignisse und ihre Folgen. Personen mit generalisierter Angststörung und depressiver Grundstimmung sorgen sich viel und grübeln auch vermehrt.

Unterschiede zwischen Depressionen und generalisierter Angststörung

Depressive Menschen schauen oft zurück und grübeln viel über

- die eigene Person (meist geringschätzend und in selbstabwertender Absicht),
- die Welt (in der sie fast nur Benachteiligung und Misserfolge sehen),
- die Zukunft (gespickt mit Niederlagen und Frustrationen).

Sie klagen viel und sind *traurig* gestimmt.

Im Gegensatz zu Depressiven fürchten sich überängstliche Personen vor künftigen bedrohlichen Ereignissen und reagieren *ängstlich erregt*, weil ihre Sorgen um Bedrohung und Gefahr kreisen. Mit dem Sorgen kommen sie weder zu brauchbaren Lösungen noch auf einen grünen Zweig. Dadurch steigert sich ihre innere Anspannung.

Generalisierte Angst und Depressionen treten häufig gemeinsam auf: Im Vergleich zu angstfreien Personen tragen überängstliche Personen ein fast fünfmal so hohes Risiko, depressiv zu werden.

3.10 Somatische Belastungsstörung

Eine *somatische Belastungsstörung* liegt dann vor, wenn eine Person länger als sechs Monate über ein oder mehrere körperliche Symptome klagt, die sie in der Lebensführung einschränken und die sich nicht durch den Nachweis einer körperlichen Erkrankung erklären lassen. Sie macht sich unangemessen und andauernd Gedanken über die Ernsthaftigkeit der vorliegenden Symptome, hat ausgeprägte Ängste in Bezug auf ihre Gesundheit oder bringt viel Zeit und Energie für die Symptome oder Gesundheitssorgen auf.

Die geschilderten Beschwerden betreffen vor allem vegetative Organbereiche wie Herz-Kreislauf, Magen-Darm, Atemwege und Ausscheidungsorgane. Geklagt wird über physiologische Beschwerden, andere körperliche Symptome und Schmerzen. Ein chronischer Verlauf ist gekennzeichnet durch starke Symptome, deutliche Beeinträchtigung und längere Dauer. Manche klagen vor allem über Schmerzen. Personen mit einer generalisierten Angststörung sind anhaltend ängstlich erregt und haben häufiger angespannte Muskelpartien, die schmerzhaft sein können.

Wichtig für die Diagnosestellung somatische Belastungsstörung ist eine Überprüfung, ob die Beschwerden *nicht nur* im Zusammenhang mit Angst – einer panischen oder phobischen Störung – auftreten, wie das bei Nick (vgl. S. 13) der Fall war; bei ihm lag keine somatische Belastungsstörung vor. Im Weiteren ist darauf zu achten, ob diese Störung zu zahlreichen Arztbesuchen, Konsultationen von Laienheilern und Selbstbehandlungsversuchen mit diversen Medikamenten geführt hat und ob die betreffende Person im Berufsleben und in anderen sozialen Bereichen erheblich eingeschränkt ist. Meistens wird die medizinische Diagnose nach einigen Wochen von den Betroffenen wieder angezweifelt. Martin (vgl. S. 14) war im Berufsleben und besonders in der privaten Sphäre somatisch stark beeinträchtigt: Er hat die aufgeführten Kriterien einer somatischen Belastungsstörung erfüllt. Anders als überängstliche Personen beharren Patienten mit somatischer Belastungsstörung auf wiederholte medizinische Abklärung und zweifeln psychosomatische Diagnosen an.

3.11 Krankheitsängste (Hypochondrie)

Personen mit übertriebener Angst vor einer Erkrankung sind hinsichtlich ihres Gesundheitszustands besonders leicht zu beunruhigen. Beschäftigen sie sich seit mindestens sechs Monaten intensiv damit, ernsthaft krank zu sein oder krank zu werden, leiden sie unter Krankheitsängsten bzw. Hypochondrie. *Tatsächlich liegen bei den Betroffenen aber körperliche Krankheitssymptome nicht oder nur in geringer Ausprägung vor.* Besteht eine andere Erkrankung oder ein erhöhtes familiäres Risiko, eine Krankheit zu entwickeln, kann die Beschäftigung damit ebenfalls in übertriebener und unverhältnismäßiger Form erfolgen. Manchmal verändert sich die gefürchtete spezifische Erkrankung über die Zeit.

Einige krankheitsängstliche Personen führen übertriebene Gesundheitschecks durch, z. B. wiederholte Kontrollen des Körpers auf der Suche nach Anzeichen für eine Krankheit (wie Krebs). Entweder vermeiden sie Arztbesuche und Krankenhausaufenthalte (hilfevermeidender Typ) oder nehmen medizinische Hilfe wie Arztbesuche und medizinische Tests übermäßig häufig in Anspruch (hilfesuchender Typ).

3.12 Zum Abschluss: Das Vorkommen von weiteren (komorbiden) Störungen bei generalisierter Angst

Studien zufolge ist die generalisierte Angst in der Hausarztpraxis die häufigste Angststörung: Durchschnittlich sind etwa acht Prozent der Patienten von Allgemeinmedizinern betroffen. In Deutschland wird nur ein Drittel der überängstlichen Patienten richtig diagnostiziert, weil viele nicht über ihre Angst sprechen, sondern nur über Schlafstörungen oder Schmerzen. Folglich kommt es häufiger zu falschen Diagnosen. Die meisten Überängstlichen werden gar nicht oder nicht richtig behandelt. Von den korrekt diagnostizierten Patienten erhält nicht einmal die Hälfte eine psychotherapeutische Behandlung. Hier besteht eine eklatante *Unterversorgung*.

Ganz offensichtlich nimmt die generalisierte Angst zu; zumindest wird sie häufiger diagnostiziert. Etwa zwei Drittel der überängstlichen Patienten sind weiblich. Die Mehrzahl suchen erst spät Hilfe auf, weil sie ihre Sorgen zunächst für ganz alltäglich und ihre Störung für nichts Besonderes halten. Infolgedessen ist die generalisierte Angststörung schon ziemlich fortgeschritten, wenn um Therapie gebeten wird. In den meisten Fällen sind inzwischen noch weitere psychische Störungen hinzugekommen, insbesondere andere Angststörungen.

Untersuchungen, in denen überängstliche Personen befragt wurden, liefern Belege für folgende zusätzliche psychische Störungen:

- Die häufigste Zweitdiagnose einer generalisierten Angststörung ist *spezifische Phobie*. Phobische Ängste im Kindes- und Jugendalter gehen der generalisierten Angststörung oft voraus.

- Die zweithäufigste ist *soziale Phobie*.
- Die dritthäufigste Zweitdiagnose ist die *Depression*: Viele Patienten mit generalisierter Angststörung haben Depressionen (eine depressive Episode oder eine Dysthymie, eine länger anhaltende, chronische Depression). In vielen Fällen sind Depressionen sekundäre Störungen, das heißt sie folgen auf eine generalisierte Angststörung. Bestehen neben den Angstsymptomen noch weitere Beschwerden wie Früherwachen, Tagesschwankungen, Schuldgefühle und Selbstmordgedanken, sollte geprüft werden, ob die Depression nicht die primäre Störung ist und wenn ja, muss sie als erstes behandelt werden.
- Etwa 9 % der Personen mit generalisierter Angst neigen zu Alkoholmissbrauch.
- Generalisierte Angst und somatische Belastungsstörung treten ebenfalls zusammen auf, wie oft, ist nicht bekannt. Die diagnostische Unterscheidung ist nicht immer leicht.

Begleitende psychische Störungen erschweren die Diagnose und Therapie einer generalisierten Angststörung.

4 Überblick über Bewältigungsmöglichkeiten der generalisierten Angst in Selbsthilfe

In den Kapiteln 1 bis 3 wurden das Störungsmodell der generalisierten Angststörung und der Teufelskreis von Befürchtungen, Sorgen, Angst und ihren Folgen genauer beleuchtet. Die Bewältigung der generalisierten Angststörung ist das Hauptanliegen der Kapitel 4 bis 11.

Bislang gibt es nur vereinzelte Therapiewirksamkeitsstudien, die auch nur auf die wenigen Patienten mit einer *reinen* generalisierten Angststörung – ohne begleitende Störungen – zugeschnitten sind. Wie gezeigt wurde, tritt generalisierte Angst in den meisten Fällen gemeinsam mit anderen psychischen Störungen auf. Aus diesem Grund erscheint ein *breiteres Behandlungsangebot* notwendig. Die zahlreichen Therapiebausteine, die hier vorgestellt werden, sollen dem Leser die Möglichkeit geben, verschiedene Vorgehensweisen auszuprobieren, um eine Reihe von Verfahren zu finden, die für ihn wirkungsvoll sind. Mit einer auf die einzelne überängstliche Person zugeschnittenen Auswahl von effektiven Therapiebausteinen lassen sich die generalisierte Angst und weitere Angststörungen abschwächen, wenn nicht ganz abbauen.

Beachte: Übergreifendes Ziel

Oberstes Ziel ist, das sinnlose Sorgen durch lösungsorientiertes für sich Sorgen zu ersetzen. Überängstliche Menschen können zum einen lernen, Kontrolle über ihre Sorgen und Befürchtungen zu bekommen, damit ihre innere Anspannung nachlässt, und zum anderen, mit Alltagsproblemen besser umzugehen.

Bausteine des Selbsthilfeprogramms

- Intensive Bearbeitung der Sorgen und Angstgefühle:
  - Selbstbeobachtung der Sorgen und Angst,
  - Wirklichkeitsüberprüfung der Sorgen und Veränderung von negativen Gedanken und Überzeugungen,

  - Konfrontation mit Sorgeninhalten und Angstgefühlen,
  - Problemlösen und Probehandeln auf der Vorstellungsebene,
  - Stärkung von selbstsicherem Verhalten.
- Wiederaufnahme einer abwechslungsreichen Lebensführung:
  - Aufmerksamkeitstraining: Konzentration vermehrt auf die Umgebung und sinnvolle Beschäftigung als auf Sorgen richten,
  - Aktivieren von persönlichen Interessen und Neigungen zur Verbesserung der Lebensführung,
  - Tagesplanung und verbessertes Zeitmanagement.
- Gesundheitstraining mit geregeltem Sport, vitalstoffreicher Ernährung, ausreichend Schlaf, Entspannung und manchem Genuss.

Bevor mit der Selbsthilfe begonnen wird, sollte zunächst eine wichtige *diagnostische* Entscheidung getroffen werden, die therapeutische Konsequenzen hat.

Klären Sie, ...

- ob bei Ihnen die ängstliche Erregung besonders stark ausgeprägt ist und ob Sie womöglich noch weitere Angststörungen haben. Wenn ja, dann ist Ihre Unruhe und innere Erregbarkeit das Hauptproblem. Legen Sie deshalb den Schwerpunkt Ihrer Selbsthilfe auf den *Erregungs- und Spannungsabbau.*

oder

- ob Sie außer der generalisierten Angst auch noch Depressionen haben. Wenn ja, dürften Pessimismus und depressive Verstimmungen die Hauptprobleme sein. In diesem Fall sollten Sie vor allem Ihre *Sorgen- und Grübelneigung* intensiv *bekämpfen.*

oder

- ob Sie zu starker ängstlicher Erregung und zu extrem negativem Denken tendieren. Dann sind beide Selbsthilfemaßnahmen erforderlich.

Berücksichtigen Sie den Schwerpunkt Ihrer Angststörung bei der Festlegung von Selbsthilfezielen, treffen Sie damit bereits eine gewisse Auswahl an Vorgehensweisen.

Beispiel: Anne (Forts.)
Jeden Tag durchlebte Anne (vgl. S. 22) Angstepisoden über mehrere Stunden und litt unter anhaltenden Erregungszuständen. Die innere Anspannung raubte ihr viel Kraft. Mit der Zeit kamen Grübeleien und depressive Verstimmungen hinzu. Ihre Lebensqualität war so schlecht wie nie zuvor.

Annes Beispiel zeigt, dass sie mit dem Schwerpunkt ihrer generalisierten Angststörung zur dritten Gruppe (vgl. Kasten „Klären Sie, …") gehörte. Entsprechend musste sie eine breitere Auswahl an Zielen treffen:

Beispiel: Anne (Forts.)
Anne wollte ihre Befürchtungen sowie die Sorgen- und Grübelbereitschaft abbauen, zuversichtlicher werden, wieder zu Kräften kommen und Lebensfreude spüren. Um diese Ziele zu erreichen, nahm sie sich Folgendes vor: Zum Angst- und Spannungsabbau würde sie sich den Inhalten ihrer Befürchtungen und Sorgen stellen, das Vermeidungsverhalten aufgeben und ein Entspannungsverfahren lernen. Zur Abschwächung ihrer Depressionsneigung wollte sie ihr pessimistisches Denken verändern und Probleme im Alleingang lösen lernen. Zur Stärkung ihrer Kondition würde sie Gesundheitsvorkehrungen treffen und vernünftige Tages- und Wochenplanungen machen.

Die von ihr gewählten Vorgehensweisen enthalten die wesentlichen Bausteine des hier vorgestellten Selbsthilfeprogramms. Sie werden im Folgenden ausführlich erläutert und an Annes Beispiel veranschaulicht.

5 Intensive Bearbeitung der Sorgen und Angstgefühle

5.1 Selbstbeobachtung der Sorgen und Angst

Um sich zunächst einen genauen Überblick über das Ausmaß der Sorgenbereitschaft und die spezifischen Inhalte der Sorgen zu verschaffen, ist es sinnvoll, ein Angst- und Sorgentagebuch zu führen. *Was schriftlich zu Papier gebracht wird, fördert gedankliche Klarheit.* Die Sorgen und Angstsymptome werden genau beobachtet und realistisch eingeschätzt. Um den Aufwand zu begrenzen, können Sie einmal am Tag, vielleicht vor dem Zubettgehen, Ihre Beobachtungen in tabellarischer Form notieren.

Im Anhang des Buches (vgl. S. 151) finden Sie eine *Kopiervorlage für das Angst- und Sorgentagebuch.* Ein Beispiel, welches das Ausfüllen des Tagebuchs veranschaulicht, zeigt Abbildung 4 (vgl. S. 75). Ein weiteres Beispiel finden Sie auf Seite 150. Füllen Sie folgende acht Spalten aus:

1. *Datum:* Anhand der ersten Spalte können Sie erkennen, wie viele Tage sorgenfrei waren.
2. *Auslöser:* Die generalisierte Angststörung ist eine weitgehend situationsunabhängige Störung. Dennoch werden sorgenvolle Gedanken manchmal auch durch Erlebnisse angestoßen. Das können Gespräche über Krankheiten oder berufliche Probleme mit Kollegen oder Bekannten sein, beunruhigende Nachrichten in den Medien oder aber körperliche Missempfindungen. Achten Sie darauf, womit Ihre Sorgen beginnen und wodurch sie bisweilen ausgelöst werden.
3. *Sorgenthemen:* Notieren Sie alle Sorgenthemen, von denen Sie tagsüber oder nachts heimgesucht werden. Nur wenn es drei oder mehr verschiedene Sorgeninhalte sind, wird eine generalisierte Angststörung diagnostiziert. Schauen Sie, ob es immer wieder dieselben Themen sind, die Sie quälen, oder ob eine beunruhigende Befürchtung die nächste jagt. Listen Sie jede Sorge auf; alle müssen intensiv bearbeitet werden.

4. *Intensität der ängstlichen Erregung:* Geben Sie mit einer Zahl von eins bis zehn (oder in Prozenten von 1 bis 100) an, wie intensiv und heftig die mit der jeweiligen Sorge einhergehende Unruhe und Angst ist. Da Angstepisoden sich endlos in die Länge ziehen können, wird die Angstintensität im Angstverlauf sicherlich Schwankungen unterliegen. Geben Sie deshalb die Schwankungsbreite an, innerhalb der sich Ihre Angststärke bewegt, z. B. „drei bis sieben“ oder „vier bis sechs“. Sollte Ihre Angst die Stufe „neun bis zehn“ erreichen, dann dürfte Ihre Angst zu einem Panikanfall angeschwollen sein (vgl. S. 52), der kurz und heftig zwischen fünf bis 30 Minuten anhält.
5. *Angstsymptome:* Notieren Sie alle Missempfindungen und Beschwerden, die mit der ängstlichen Erregung einhergehen. Falls andere negative Gefühle wie Traurigkeit, Wut, Enttäuschung, Schuldgefühle oder Ekel hinzukommen, halten Sie diese unter Angstsymptomen fest.
6. *Gefürchtete Katastrophen und wie stark Sie daran glauben (von 1 bis 100 %):* Versuchen Sie, herauszufinden, welche Bedrohungen, Gefahren und Katastrophen Ihnen Angst machen. Geben Sie mit einer Prozentzahl oder einer Zahl von eins bis zehn an, wie sehr Sie davon überzeugt sind, dass die Katastrophe tatsächlich eintreten wird.
   Halten Sie sich immer wieder vor Augen, dass es sich hierbei nur um vorgestellte entsetzliche Ereignisse handelt.
7. *Wie lange haben Sie sich Sorgen gemacht?* Bemühen Sie sich um annähernd genaue Zeitangaben. Die Beharrlichkeit und Dauer des sorgenvollen Denkens kann ein Hinweis auf die Schwere der Störung sein.
8. *Was hat das Sorgen unterbrochen oder beendet?* Achten Sie darauf, durch welche Alltagseinflüsse, Störungen oder Beschäftigungen Ihr sorgenvolles Denken unterbrochen oder beendet wird. Können Sie das Sorgen auch aus eigener Kraft beenden? Wenn ja, wie schaffen Sie das?

Schon nach zwei Wochen haben Sie mit den Aufzeichnungen genaue Informationen über Ihre Sorgen und Angststörung gesammelt. Nun können Sie leichter überblicken, welche Probleme sich beeinflussen lassen (z. B. Überforderung am Arbeitsplatz, Angst, in die Armutsfalle zu geraten, oder Auseinandersetzungen mit dem Partner) und welche nicht (z.B. Erderwärmung, Finanzkrise oder Terrorakte).

Anhand der Tagebuchaufzeichnungen können Sie auch erkennen, wann Sie gute und wann Sie besonders schlechte Tage hatten, und sich Gedanken über die Gründe dafür machen.

Datum	**Auslöser**	**Sorgenthemen**	**Ängstliche Erregung** 1–10 (schwach)–(stark)	**Angst-Symptome** weitere missliche Gefühle	**Befürchtete Katastrophen** Wie stark wird daran geglaubt? (1–100 %)	**Wie lange hielten die Sorgen an?**	**Was hat das Sorgen unterbrochen oder beendet?**
Tag X	Der 10-jährige Max hat wieder eine 5 in Deutsch	Er wird die Schule nicht schaffen	5–6	Schwindel, Zittern, flache Atmung, Übelkeit, Konzentrationsprobleme, Enttäuschung, Traurigkeit	Er wird beruflich genauso scheitern, wie ich – 100 %	Etwa einen halben Tag	Das nächste Sorgenthema: Versorgung der alten, kranken Mutter
	Klagen der Mutter am Telefon	Bald muss ich die Mutter aufnehmen und versorgen	5–6	dieselben; Ich fühle mich unsicher	Ich schaffe das nicht und deswegen stirbt sie früher – 80 %	2 bis 3 Sunden	ein anderes Sorgenthema: Angst vor Gewichtszunahme
	Mittagessen mit dem Kind usw.	Ich habe wieder zu viel gegessen	3–4	dieselben, außerdem Durchfallgefühl, Kribbeln im Kopf, Scham, Ekelgefühle	Ich werde dick und unattraktiv für meinen Mann – 60 %	1 Stunde	das nächste Sorgenthema usw.

Abbildung 4: Auszug aus Annes Tagebuchaufzeichnungen

Beispiel: Anne (Forts.)
Als Anne ihre Selbstbeobachtung vornahm, folgte eine Sorge auf die nächste, sodass sie gar nicht abschalten konnte und viele Stunden unter innerer Anspannung litt. Weder gelang es ihr, das sorgenvolle Denken zu unterdrücken, noch konnte sie die Sorgen konsequent zu Ende denken. Abends war sie müde, abgespannt und häufig deprimiert.

Zunächst wird Ihnen mit den Aufzeichnungen im Angst- und Sorgentagebuch bestätigt, welche besondere Ausprägung Ihre generalisierte Angststörung hat. Ihre Tagebucheintragungen der ersten zwei Wochen stellen zudem *Ausgangswerte* zu Beginn Ihrer Selbsthilfebemühungen dar: Später können Sie Ihre Fortschritte mit dem Selbsthilfeprogramm damit vergleichen und Erfolge belegen.

5.2 Wirklichkeitsüberprüfung der Sorgeninhalte

Sorgenvolle Gedanken sind übertriebene und nicht selten sogar höchst unwahrscheinliche Vorstellungen von Bedrohung und Gefahr. Die Sorgen kreisen meist um den schlimmsten nur denkbaren Ausgang von alltäglichen Problemen und verheißen nichts Gutes für künftige Entwicklungen („Ich muss immer alles ganz korrekt erledigen, sonst lehnen mich andere ab", „Wenn ich einen Fehler mache, bin ich untauglich für den Beruf", „Streite ich mit meinem Partner, bin ich ungeeignet für eine Partnerschaft"). Solche Gedanken verunsichern erheblich und steigern die Erwartungsangst. Überängstliche Personen machen sich vor lauter Sorgen schier verrückt, *ohne zu registrieren, dass das von ihnen gefürchtete Unheil in Wirklichkeit so gut wie nie eintritt.* Wünschenswert wäre, dass sie Sorgen und andere negative Gedanken realistischer betrachten und nicht einseitig negativ bewerten lernen. Dadurch gewinnen sie Distanz zu den Sorgen, die dann auch leichter vorübergehen. Sorgen sind nur Ereignisse und Erlebnisse im Kopf bzw. auf der gedanklichen Ebene. *Sie schaffen keine Fakten.*

Sobald Sie einige Ihrer Sorgen ernsthaft hinterfragen und sich Gedanken über die Konsequenzen Ihrer Befürchtungen machen, werden Sie zu dem Ergebnis gelangen, dass Ihre Befürchtungen eigentlich unbegründet sind. Stellen Sie sich vor, Sie haben Angst, an Ihrem Arbeitsplatz einiges falsch zu machen. In Wirklichkeit sind Ihnen bislang nur wenige gravierende Fehler unterlaufen, wenn überhaupt. Oder Sie fürchten sich vor der nächsten Urlaubsreise, weil Sie sich für den ganzen organisatorischen Ablauf verantwortlich fühlen. Sie sorgen sich, weil Sie verhängnisvolle Dinge befürchten wie einen Flugzeugabsturz oder eine Infizierung mit exotischen Bakterien. Weil Sie nicht wissen, wie Sie Ihre Familie und sich vor derlei Gefahr schützen können, spielen Sie ernsthaft mit dem Gedanken, erst gar nicht zu verreisen.

Wenn Sie sich in ähnlicher Weise Sorgen machen, sollten Sie Folgendes erkennen und einsehen: Als überängstliche Person neigen Sie dazu, aus Ihren Befürchtungen negative Schlüsse zu ziehen, Diese haben aber *keine allgemeine Gültigkeit* und lassen sich auch nicht belegen; zumindest gibt es noch andere Auslegungsmöglichkeiten. Aus Ihren Interpretationen und Schlussfolgerungen schwingt wahrscheinlich häufiger so etwas mit wie die *Gewissheit*, dass die gefürchteten Ereignisse tatsächlich eintreten werden. Das passiert aber nicht zwangsläufig, nur weil Sie das denken! Wir können auch nicht zum Star oder Millionär werden, wenn wir uns das in Gedanken ausmalen. Ihre Sorgen und Befürchtungen existieren nur auf der kognitiven Ebene. Sie sind keine Garantie dafür, dass es in Ihrem Urlaub zu Unfällen, Infekten oder Naturkatastrophen kommen wird.

Beachte:

Naturkatastrophen, Unfälle, Terrorakte und andere schreckliche Ereignisse können mit dem besten Willen nicht durch Befürchtungen herbeigeführt werden, auch wenn die Erwartungsangst noch so groß ist. Wir gewinnen auch keine Goldmedaille, nur weil wir immerzu daran denken und es uns von ganzem Herzen wünschen. Genauso wenig sterben wir, wenn wir an unseren Tod denken. Weder ein Wunschgedanke noch ein gefürchteter Gedanke verwandelt sich durch bloßes Denken in eine Tatsache.

Sorgen haben ganz unterschiedliche, teils widersprüchliche Funktionen. Einerseits hilft das Sorgen, Lösungen für Probleme zu finden (insbesondere natürlich dann, wenn es sich um reale Probleme handelt). Andererseits ufert bei überängstlichen Personen das sorgenvolle Denken über vorgestellte Gefahren häufig aus und wird unkontrollierbar. Allmählich denken sie ihre Sorgen nicht mehr zu Ende, um sich vor Gefahrenszenarien und der damit einhergehenden Angst zu schützen. Lieber wechseln sie von einem Sorgenthema zum nächsten (so entstehen Sorgenketten). Anderen gehen sie mit ihrer Unsicherheit und Bitte um Rückversicherung bisweilen auf die Nerven. Fortgesetztes Sorgen ohne vernünftige Ergebnisse zu erzielen, das Unterbrechen von sorgenvollen Gedanken ebenso wie Rückversicherungen sind Varianten von Sicherheits- und Vermeidungsreaktionen, die Befürchtungen und Ängste aufrechterhalten.

Werden Befürchtungen überprüft und wirklichkeitsnäher gestaltet, nimmt das Angsterleben ab.

Überprüfung jeder Sorge im Hinblick auf Stimmigkeit und Wirklichkeitsgehalt

Hinterfragen Sie alle Befürchtungen, die Sie im Angst- und Sorgentagebuch notiert haben, und die von Ihnen gefürchteten Konsequenzen so realistisch wie möglich. Suchen Sie nach Belegen für die vermeintliche Gefahr, aber auch nach Gedanken und Aspekten, die eine Gefährdung widerlegen. Sie werden rasch feststellen, dass Ihre Sorgen übertrieben sind.

Beachte:

Kognitionen und Sichtweisen sind keine Fakten. Sie werden auch nicht wahr, nur weil wir sie denken.

Einseitig negative Kognitionen werden von entsprechend unangenehmen Gefühlen begleitet. Mit Wirklichkeitsüberprüfungen können Sie Sorgeninhalte richtigstellen und der Angst den Boden entziehen. Versuchen Sie, bei einer kritischen Betrachtung einzelner Sorgenthemen realistische Schlussfolgerungen zu ziehen. Ihre einseitig negative Überzeugung gerät dadurch ins Wanken und Sie fangen an zu zweifeln, ob die gefürchtete Katastrophe tatsächlich eintreten wird. Das ist gut so, denn damit nimmt Ihre Angstbereitschaft allmählich ab.

Mithilfe der Fragen zur Wirklichkeitsüberprüfung (vgl. Kasten) können Sie jede einzelne Sorge kritisch hinterfragen. Vielleicht beantworten Sie die Fragen *schriftlich*, weil Sie Ihre Sorgen damit gründlicher und verbindlicher durchleuchten. Mithilfe der Fragen entdecken Sie Fehlinterpretationen und manche übertrieben bedrohliche Auslegung von (vermeintlichem) künftigem Missgeschick. Sie werden Ihre Befürchtungen in einem anderen Licht sehen und können einseitig negative Kognitionen und Denkfehler korrigieren, alternative Gedanken entwickeln und zu einer ausgewogeneren Sichtweise gelangen. In der Folge betrachten Sie einzelne Sorgenthemen realistischer und können sich leichter von negativen Erwartungen distanzieren.

Fragen zur Wirklichkeitsüberprüfung von Befürchtungen und Sorgen

1. Welche Hinweise und Anhaltspunkte gibt es für das Sorgenthema?
2. Wie stark sind Sie an einem *guten* Tag davon überzeugt, dass Ihre Befürchtung berechtigt ist (in Prozenten)?
3. Wie beurteilen Sie die Berechtigung dieser Befürchtung an einem *schlechten* Tag, an dem Sie sich miserabel fühlen (in Prozenten)?
4. Welche Beweise haben Sie für Gefahr?
5. Was spricht gegen Bedrohung und Gefahr?
6. Welche Tatsachen und Gedanken vermischen Sie?
7. Auf welche Ihrer Schwächen konzentrieren Sie sich besonders bei Gefahr?
8. Wie sehen die schlimmsten Folgen der Gefährdung für Sie aus?
9. Wie würden andere über Ihre Befürchtung denken – z. B. der Partner, die Kinder, Eltern, Schwiegereltern, beste Freundin oder Ihr bester Freund? (Wenn Sie sich das nicht vorstellen können, dann fragen Sie diese Personen danach.)
10. Welche anderen Sichtweisen und Alternativen zur vermeintlichen Gefährdung können Sie erkennen und was spricht jeweils dafür?
11. Was könnten Sie zur Umsetzung der alternativen Sichtweise tun?
12. Auf welche Ihrer persönlichen Stärken können Sie sich dabei verlassen?
13. Wie stark ist Ihre Überzeugung jetzt noch, dass Gefahr im Verzug ist (in Prozenten)?

Durch die Beantwortung der Fragen erhalten Sie Informationen und Fakten, die es Ihnen erleichtern, Ihre Einschätzungen wirklichkeitsnah zu treffen. Nachdem Sie alle Sorgen einer Wirklichkeitsüberprüfung unterzogen haben, werden Ihre Zweifel nachlassen und Sie gelangen zu neuen Überzeugungen. Das erweitert Ihr Gesichtsfeld und Sie wissen dann auch mehr über Ihre Art zu denken und zu fühlen. Die neue Sicht Ihrer Sorgeninhalte wirkt ernüchternd und zugleich beruhigend.

Wichtige Denkfehler und emotionalen Folgen: Zu Ihren größten Problemen gehört vermutlich, dass Sie sich gedanklich auf den schlimmsten Ausgang eines bevorstehenden Ereignisses fixieren. Sie werden sich darin verbohrt haben, sodass sich Ihre Aufmerksamkeit nicht mehr davon lösen lässt. Während Sie mehr oder weniger angespannt auf Ihre Befürchtungen achten, blenden Sie automatisch leider auch die angenehmen und neutralen Dinge des Lebens aus. Ohne es zu beabsichtigen, kultivieren Sie eine negative Erwartungshaltung gegenüber künftigen Ereignissen schlechthin. Außerdem werden Sie immer skeptischer gegenüber Ihren Möglichkeiten, Gefahren und Probleme zu bewältigen. Damit laufen Sie Gefahr, aus dem emotionalen Gleichgewicht zu geraten. Es wird Ihnen nicht leichtfallen, sich von dieser pessimistischen Sicht zu entfernen, denn Sie sind ja davon überzeugt, dass die düsteren Erwartungen eintreten werden, obwohl Ihre Gedanken nur Vermutungen und keine realen Fakten sind.

Wahrscheinlich erliegen Sie dem Denkfehler, Ihre Sorgen und Angstgefühle wären berechtigt nach dem Motto „Ich erlebe Angst, also besteht Gefahr“. Solche Überlegungen sind voreilig katastrophisierend und unrealistisch. *Angstgefühle ebenso wenig wie Angstgedanken sind Beweise für das Vorhandensein einer echten Gefahr.* Bei einer Wirklichkeitsüberprüfung mit kritischem Nachfragen stellen Sie ernüchtert fest: Ich finde keine konkreten Hinweise auf Gefahr, ich denke nur daran. Gedanken sind aber keine Beweise. Sie überschätzen das Risiko, dass die Befürchtungen eintreten, und unterschätzen Ihre Möglichkeiten, sich selbst zu helfen.

Falls Sie bei der Wirklichkeitsüberprüfung Ihrer Sorgen und Befürchtungen ins Stocken geraten, überlegen Sie, was Sie einer dritten Person, die ebenfalls sehr ängstlich ist, empfehlen würden. Zu deren sorgenvollen Denken haben Sie einen größeren emotionalen Abstand. Sie können auch eine Vertrauensperson bitten, z. B. Ihre beste Freundin oder einen Freund, mit Ihnen gemeinsam die kritischen Fragen durchzugehen.

Beispiel: Anne (Forts.)
Die schlimmste Sorge auf Annes Angsthierarchie war die Angst vor dem zukünftigen schulischen und beruflichen Scheitern ihres Sohnes Max. Zunächst ging sie die Fragen zur Wirklichkeitsüberprüfung im Alleingang durch. Dann besprachen wir sie gemeinsam. Hier sind Annes Antworten auf Fragen zur Wirklichkeitsüberprüfung (vgl. Kasten, S. 79) ihrer negativen Überzeugung:

1. Max hat erhebliche Schulleistungsschwierigkeiten, vor allem im Fach Deutsch.
2. An guten Tagen glaubt sie, er würde die Hauptschule gerade noch so schaffen, dafür aber in der Lehre scheitern. Davon ist sie zu 90 Prozent überzeugt.
3. An Tagen, an denen sie extrem unruhig ist und sich besonders viele Sorgen macht, glaubt sie, dass er spätestens ab der 7. oder 8. Klasse scheitern wird und die Schule ohne Abschluss verlässt. Dann könnte er keine Berufsausbildung machen und müsste als unqualifizierte Kraft arbeiten. An schlechten Tagen glaubt Anne zu 100 % an dieses drohende Unglück und ist deswegen besonders deprimiert.
4. Ihr ist es in der Berufsausbildung ebenso ergangen und deshalb würde Max eine ähnlich traurige Entwicklung nehmen.
5. Er ist ja noch ein Kind und keiner weiß, wie er sich später in einer Lehre entwickeln wird.
6. Bislang ist es eine Tatsache, dass er schulische Leistungsprobleme hat, vor allem in den sprachlich ausgerichteten Fächern. Anne meint, diese Schwierigkeiten hätte er von ihr „geerbt". So etwas ist nicht leicht zu beweisen. Schließlich könnte bei ihm eine Teilleistungsschwäche, z. B. eine Lese-Rechtschreibschwäche, vorliegen (was sich in Kürze bei einer testpsychologischen Untersuchung bestätigen sollte). Dafür kann er kompensieren. Ihre Befürchtung, er würde da, wo sie scheitern musste, genauso versagen, ist natürlich eine irrationale, nicht belegbare vorgefasste Meinung, die nicht förderlich für ihn ist.
7. Anne war durch ihre eigene Schulleistungsschwäche verunsichert. Sie traut sich keine beruflichen Leistungserfolge zu, weil sie ihre Lehre kurz vor der Abschlussprüfung hingeschmissen hatte. Prüfungsangst hat sicherlich eine Rolle gespielt, aber den Hauptgrund sieht sie in ihren geringen schulischen Leistungsfähigkeiten. Die Frage, ob ihr das jemand irgendwann gesagt hat, muss sie verneinen. Auch hier handelt es sich also um eine irrige Schlussfolgerung.

8. Max würde es sich ohne eine vernünftige Berufsausbildung, gute Arbeitsstelle und ein geregeltes Einkommen niemals leisten können, zu heiraten und Kinder in die Welt zu setzen. Weil er in Zukunft arbeitslos sein würde, müsste er in Armut leben. Als Mann und Familiengründer hätte er es demzufolge noch schwerer als sie.
9. Annes Mann ist wesentlich gelassener. Anders als sie ist er davon überzeugt, dass Max seinen Weg gehen wird, auch wenn er weiterhin in der Schule sprachliche Probleme hat, denn er sieht, wie stark der Junge im Fach Mathematik ist. Der ältere Sohn sieht das genauso und bittet die Mutter um mehr Geduld und Zuversicht („Mama, der ist doch erst 10!").
10. Anne muss zugeben, dass sie damals als angehende Kraftfahrzeugmechanikerin alle handwerklichen Kfz-Arbeiten in der Lehre gemeistert hat. Sie erinnert sich sogar daran, wie sie hier und da vom Meister gelobt wurde. Immerhin hat sie in der Berufsschule durchschnittliche Noten erzielt. Angesichts der starken Prüfungsangst kam ihr jedoch keiner zu Hilfe. Sie hatte es aber auch nicht fertiggebracht, mit anderen über ihre Ängste zu reden. Sie sieht ein, dass sie die Lehre wohl voreilig abgebrochen hat. Außerdem wird ihr nun bewusst, wie sehr sie ihre negative Selbsteinschätzung auf den Jungen überträgt. Es sind dann wohl doch weniger die Gene: Insbesondere ihre Befürchtungen, Sorgen und die eigene Unsicherheit machen ihn vermutlich unsicher. Ihm zuliebe will sie jetzt erst recht ihre generalisierte Angst angehen und bewältigen.
11. Anne hofft, dass Max die Schule doch noch schafft, wenn ihr Mann und sie ihn laufend ermutigen und in seiner Schullaufbahn und Berufsausbildung unterstützen. Sie wurden durch die L-R-S-Testergebnisse, die Max als Legastheniker ausweisen, aufgerüttelt. Inzwischen hat Anne herausbekommen, dass diese Teilbehinderung durch langjähriges Training abgeschwächt werden kann und kümmert sich um Fördermöglichkeiten.
12. Anne weiß, dass sie sich stets bemüht, zuverlässig zu sein – als Mutter und Partnerin wie auch als Arbeitnehmerin. Sie traut sich zu, in den kommenden Jahren mit Max täglich kleine Lese- und Rechtschreibübungen durchzuführen – in Ergänzung einer Lerntherapie. Wahrscheinlich hat sie selber eine vergleichbare Schwäche in leichterem Ausmaß und hielt sich in der Schulzeit zu Unrecht für insgesamt lernschwach. Jedenfalls empfand sie schriftliche Aufgaben immer als äußerst schwierig, vermied es, Kinderbücher zu lesen, und hatte in der Schule immerzu Angst vor Leistungsversagen. Lesen geht heute, aber das Schreiben fällt ihr noch immer schwer. Diese

Einsicht motiviert sie, Max zu helfen. Auf der anderen Seite ist sie nun doch ein wenig stolz, dass sie die Schule überhaupt geschafft hat.

13. Anne ist mittlerweile zu der Überzeugung gelangt, dass die Befürchtung, Max würde in seinem beruflichen Werdegang chancenlos sein, höchstens noch zu zehn Prozent berechtigt ist.

Auf ähnliche Weise unterzog Anne jede weitere Sorge einer Realitätsüberprüfung. Das führte zu einer Entkatastrophisierung ihrer Befürchtungen und zur Abschwächung der Angst. Am Ende gelangte sie zu neuen, wirklichkeitsnahen und weniger dramatischen Sichtweisen.

Vernünftige Gegenargumente, realistische Erwartungen und lösungsorientiertes Handeln

Befürchtungen und Sorgen rufen Angst hervor. Vorstellungen von gefürchteten Ereignissen, die überängstliche Personen auf sich zukommen sehen, und ihre Zweifel, sich selber helfen zu können, sind Triebfedern ihrer Angst (Vermeidungsverhalten begünstigt ebenfalls die Angst, vgl. S. 39). *Sorgen lassen sich nicht einfach unterdrücken:* Beim Versuch, nicht mehr daran zu denken, treten sie nur noch häufiger auf.

Sorgenvolle Gedanken lassen sich jedoch weniger dramatisch interpretieren und zudem durch wirklichkeitsnahe Gedanken und Erwartungen ersetzen. Das erfordert Konzentration. Aufmerksamkeit und Konzentration sind erlernbar:

- Versuchen Sie, extreme Befürchtungen nicht mehr zuzulassen und hören Sie auf, den Teufel an die Wand zu malen. *Konzentrieren Sie sich vielmehr auf die Suche nach alternativen, ausgewogenen Argumenten, die dagegen sprechen,* dass etwas Schreckliches auf Sie oder auf Ihre Lieben zukommt. Sie können bei allen Befürchtungen, die in Ihrem Sorgen- und Angsttagebuch auftauchen, nach einer realistischeren Sichtweise Ausschau halten. Sammeln Sie Argumente, die für eine Bedrohung sprechen (Pros) und dagegen (Contras). Erwägen Sie alle Pros und Contras sorgfältig, Zunächst werden die Contras überwiegen; allmählich urteilen Sie ausgewogener. Mit diesem Vorgehen reduzieren Sie die von Ihnen angenommene hohe Wahrscheinlichkeit, dass sich das gefürchtete Ereignis einstellen wird.

Bei der Befürchtung „Ich habe Angst, dass meine Tochter auf dem Schulweg in die Hände eines Sexualstraftäters gerät" könnte zunächst über Folgendes nachgedacht werden: Ist Ihnen so etwas schon einmal vorgekommen oder Freunden im näheren Umfeld? Geht die Tochter alleine zur Schule oder in Begleitung von Schulkameraden? Führt der Schulweg durch eine verlassene, einsame Gegend? Wie würde die Tochter wohl reagieren, wenn sie ein Fremder anspricht? Was könnten Sie tun, um ihre Achtsamkeit und Abwehrbereitschaft zu stärken? Solche realistischen, vernünftigen Überlegungen sind hilfreich, nehmen den Befürchtungen das Grauen und stimmen Sie zuversichtlicher.

- Bemühen Sie sich als Nächstes, *Ihre Befürchtung durch eine wirklichkeitsnahe, positive Erwartung und durch lösungsorientierte Überlegungen zu ersetzen.* Passend zu der geschilderten Sorge wurden mit der Mutter folgende Überlegungen angestellt und entsprechende Gegenargumente gefunden: „Meiner Tochter dürfte nichts zustoßen, denn sie geht mit zwei Schulfreundinnen von der Schule nach Hause." „Außerdem weiß sie, wie gefährlich es ist, sich auf Fremde einzulassen." „Eventuell vereinbare ich mit ihr, dass sie mich per Handy benachrichtigt, falls sie mal alleine gehen muss", oder „Eigentlich kann ich ihr zutrauen, gut auf sich aufzupassen." „Wir können Vorsichtsmaßnahmen nochmals in aller Ruhe besprechen." Solche konstruktiven Überlegungen wirken entlastend.

  Achten Sie darauf, dass Sie nicht wieder unbemerkt in unsichere, ängstliche Wenn-Aber-Erwägungen hineinschliddern, denn Ihr gewohnheitsmäßiges Sorgen (wie am Fließband) wird noch eine Weile die Oberhand gewinnen. Um gewohnte negative Gedankenabläufe frühzeitig wahrzunehmen und sofort mit Gegenargumenten zu korrigieren, ist viel Konzentration und Energie erforderlich (stärken Sie sich deshalb mit Gesundheitsverhalten, vgl. S. 112). Bis das neue, lösungsorientierte Denken zur Gewohnheit geworden ist, wird noch viel Zeit ins Land gehen.

  Ersetzen Sie verhängnisvolle Befürchtungen von nun an resolut und konsequent durch gemäßigte, wirklichkeitsnahe Erwartungen. Stellen Sie sich außerdem in Gedanken immer wieder vor, was in einer Notfallsituation zu tun wäre, falls alle Stränge reißen (vgl. Kapitel 5.4).

Überprüfen Sie immer wieder, ob Sie mit dieser kognitiven Vorgehensweise Ihre Sorgen und Ängste tatsächlich abschwächen können und am Ende ruhiger werden. Andernfalls müssten Sie noch weitere lösungsorientierte Überlegungen anstellen und negative Gedanken gegen positive oder neutrale austauschen.

Beachte:

Beziehen sie häufiger *den Partner oder andere nahestehende Personen in Gespräche über realistische Interpretationen von Befürchtungen und Sorgen ein.* Diese Personen könnten Ihnen auch klarmachen, dass jeder Mensch Sorgen und Befürchtungen hat. Aber nicht alle beschäftigen sich ständig damit und nehmen die Verantwortung für alles, was falsch entschieden wurde oder schiefläuft, auf sich. Genauso unterlaufen jedem Fehler und das muss akzeptiert werden. Gespräche zur Wirklichkeitsüberprüfung sind sehr fruchtbar, insbesondere, wenn der Gesprächspartner eine wohlwollende Haltung einnimmt, hilfreiche Vorschläge macht und konstruktiv Kritik übt.

5.3 Konfrontation

Konfrontation mit den Befürchtungen und Sorgen, auch Exposition genannt, ist einer der *entscheidenden therapeutischen Bausteine* bei der Behandlung von generalisierter Angst, wenn nicht der entscheidende. Mit Konfrontation lässt sich nicht nur Vermeidungsverhalten abbauen; gleichzeitig wird auch die Erfahrung gemacht, dass die Befürchtung in Wirklichkeit nicht gefährlich ist. Bei der Konfrontation mit den Inhalten der Sorgen kommt Angst auf. Ängstliche Personen stellen sich der Angst bzw. konfrontieren sich solange mit ihr, bis sie wieder abflaut. Meist geht die Angst schon nach 10 bis 15 Minuten zurück, manchmal dauert es länger. Wird wiederholt konfrontiert, kommt es allmählich zur Gewöhnung an die Angst und dadurch wird sie schwächer. Konfrontation ist nicht gefährlich, da die angenommene Gefährdung nur imaginiert wird und somit jeglicher realen Grundlage entbehrt.

Jeder kann diese Angstbewältigungsmethode erlernen, wenn er die notwendigen Voraussetzungen erfüllt: Er muss Mut aufbringen, sich der

Angst auszusetzen, Willensstärke zeigen, um Konfrontationsübungen durchzuhalten, und sich Zeit nehmen zum regelmäßigen Üben. Der Aufwand lohnt sich, weil mithilfe der Konfrontation sich wieder ein emotionaler Bezug zur Angst herstellen lässt und die Angst unter Kontrolle gebracht werden kann. (Falls später im Leben nochmals belastende Lebensbedingungen und Angst als Stressreaktion aufkommen sollten, können Sie Sorgen und Angstsymptomen bereits im Entstehungsstadium mit Exposition begegnen und sie schneller beheben.)

Konfrontation in Selbsthilfe ist keine leichte Übung, aber eine sehr wirkungsvolle. Es gibt mehrere Möglichkeiten der Konfrontation. Auch wenn sie alle zu ähnlichen Ergebnissen führen, erfordern sie unterschiedliche Mengen an psychischer Energie und zeigen unterschiedlich schnelle erste Wirkungen. Konfrontation kann *graduiert*, Schritt für Schritt und dafür langsamer vorgenommen werden – entweder auf der Vorstellungsebene (in sensu) oder in einer echten Angstsituation (in vivo). Das dauert gewöhnlich etliche Wochen oder Monate. Oder es wird – wiederum imaginativ oder real – *massiert* konfrontiert, sehr intensiv und dafür in einem kürzeren Zeitraum. Bei beiden Konfrontationsarten wird es aber ein bis zwei Jahre dauern, bis es zu einer stabilen Gewöhnung an die Angst gekommen ist.

Konfrontation mit den Sorgenthemen auf der Vorstellungsebene (Konfrontation in sensu)

Beobachten Sie Ihre Sorgen und negativen Gedanken. Sie wissen ja inzwischen: Sie werden nicht zu Tatsachen und können Ihnen demzufolge auch nichts anhaben. Wenn Sie sich der Reihe nach mit jedem Sorgeninhalt imaginativ konfrontieren, so als geschähe das Bedrohliche tatsächlich, rufen Sie Angst hervor. Machen Sie das und stellen Sie sich dieser Angst. Sagen Sie sich dabei immer wieder, dass Ihre negativen Vorstellungen nur fixe Ideen sind (vgl. Kapitel 5.2). Wenn Sie Konfrontation mehrmals wiederholen, erscheint Ihnen der Angstinhalt immer weniger bedrohlich. Die Dramatik der katastrophalen Vorstellung und das Angsterleben nehmen ab. Hilfreich ist Konfrontation aber nur, wenn Sie wirklich Angst dabei erleben. Ist das bei einer Sorge, die Sie aufrufen, nicht der Fall, wählen Sie einen anderen Sorgeninhalt, der wirklich Angst in Ihnen auslöst, und halten Sie die Angst aus, bis sie von alleine wieder nachlässt.

Durchleben Sie in der Vorstellung jede einzelne Befürchtung, stellen Sie sich jeweils der Angst und halten Sie bis zum bitteren Ende durch. Wiederholen Sie das und malen Sie sich immer wieder die drohende Katastrophe im Detail aus und auch das, was Ihrer Befürchtung nach Schlimmes passieren könnte. (Vielleicht überlegen Sie auch, wie Sie damit umgehen könnten, wenn es tatsächlich dazu kommen würde.)

Sie sollten der Hauptdarsteller des Geschehens sein. Driften Sie nicht ab mit der Aufmerksamkeit. Stellen Sie sich beispielsweise vor, Sie hätten Angst davor, schwer zu erkranken. In Ihrer Vorstellung sitzen Sie mit dem Partner auf der Couch und er teilt Ihnen mit, dass er HIV-infiziert ist. Oder Sie sehen sich am Schreibtisch in Ihrem Büro und erfahren vom Gruppenleiter, dass die Firma Insolvenz anmelden muss, wodurch alle Arbeitsplätze gefährdet sind, auch Ihrer.

Bei derart fatalen Vorstellungen kommt sofort Unruhe und Angst auf. Halten Sie ihr stand. Je mehr Sie sich in die gefürchtete Situation hineinversetzen und je intensiver Sie die Bedrohung und das Angstgefühl durchleben (z. B. emotionale Auseinandersetzungen mit dem erkrankten Mann und den aufgebrachten Kollegen), desto eher machen Sie Fortschritte beim Angstabbau. Schauen Sie sich alles wie in einem Kinofilm an, hören Sie die dazu passende Geräuschkulisse, achten Sie auf die Dialoge und nehmen Sie Bewegungen, Gerüche und andere Sinneseindrücke wahr.

Bevor Sie beginnen, stellen Sie eine *Sorgen- oder Angsthierarchie* auf, die zum Schrittmacher für die Konfrontation wird. Bringen Sie Ihre Sorgen- und Angstinhalte in eine Rangfolge. Orientieren Sie sich an Prozenträngen (von 1 bis 100 %) und stellen Sie sich dabei eine Leiter vor, eine Pyramide oder einen Meterstab. Bei 100 % bzw. an der Spitze der Pyramide steht die für Sie derzeit bedrohlichste Befürchtung. Darauf folgt die zweitschlimmste Sorge, die drittschrecklichste usw. Auf der untersten Ebene der Pyramide wird die Sorge angesiedelt, die gegenwärtig am wenigsten Angst hervorruft.

Beim graduierten stufenweisen Vorgehen konfrontieren Sie sich zuerst mit der Befürchtung auf einer unteren Ebene der Hierarchie, z.B. mit der Angst vor Krankheit. Stellen Sie sich diese Sorge lebhaft vor, beispielsweise wie Sie mit einem Hirntumor im Krankenhaus liegen: Sehen Sie das Krankenzimmer und die Geräte, vor denen Sie Angst haben, *betasten* Sie den kahlen Schädel (Haarausfall durch Chemotherapie), *hören* Sie die Stimmen der Ärzte und Krankenschwestern, die bei der Visite über Ihren Krankheitsverlauf reden, *riechen* Sie den Geruch von Desinfektionsmitteln und *spüren* Sie die leichten *Erschütterungen*, wenn Ihr Bett rauf- und runtergefahren wird. Bei dieser intensiven Imaginationsübung kommt höchstwahrscheinlich Angst auf. (Ist das nicht der Fall, können Sie sich auch nicht mit Angst konfrontieren. Wechseln Sie dann zu einer höheren Ebene der Hierarchie.)

Die inneren Bilder zu jeder einzelnen Befürchtung sollten Sie so lange auf der Vorstellungsebene durchleben und aushalten, bis die Angst von alleine abnimmt. Erst nachdem sie deutlich schwächer geworden oder ganz verschwunden ist, gehen Sie zur nächsthöheren Stufe der Hierarchie über.

Beispiel: Anne (Forts.)

Anne entwickelte folgende Sorgen- und Angsthierarchie:

- Schulleistungsschwierigkeiten von Max: 90–100 %
- Ich muss alleine für die Familie sorgen: 80–90 %
- Meinem Mann könnte etwas zustoßen: 70–80 %
- Ich könnte verrückt werden: 60–70 %
- Mutter wird ein Pflegefall und braucht Hilfe: 50–60 %
- Sportliche Betätigung als Gesundheitsrisiko: 40–50 %
- Ralf will Polizist werden: 30–40 %
- Mein erhöhter Blutdruck: 20–30 %
- Meine Gewichtszunahme: 10–20 %

Weil die Gewichtszunahme und gesundheitlichen Probleme zu dem Zeitpunkt in Anne wenig Angst auslösten, entschied sie sich für die Konfrontation mit der Sorge um Ralfs Berufswahl. An einigen Tagen hintereinander malte sie sich nach dem Mittagessen, wenn Max an seinen Schulaufgaben saß, dramatische Spielfilme aus, in denen Ralf als Streifenpolizist gefährlichen Situationen ausgesetzt war und Täter auf frischer Tat ertappte, z.B. beim Taschendiebstahl, Aufbrechen eines Autos,

Raubüberfall, Wohnungseinbruch oder Streit zwischen Neonazis und Anonymen. Sie sah ihn bei einer Zwangseinweisung eines tobenden Spinners und bei einem jungen Mann mit Selbstmordabsicht auf einem Hochhaus. Anne stellte sich diese Einsätze mit ihrem Sohn ganz lebhaft vor. Bei der Vorstellung, dass er von dem alkoholisierten, aggressiven Mann einer Frau, die aus Not in der Nacht die Polizei gerufen hatte, übel beschimpft und aus der Tür gestoßen wurde, zitterte Anne. Sie stellte sich aber imaginativ hinter ihren Sohn, der sich nicht abwimmeln ließ, roch die Alkoholfahne des Mannes, verfolgte dessen tätliche Angriffe und hörte die Frau schluchzen.

Anne hatte Fantasie und konnte sich diese gefährlichen Situationen gut ausmalen. Sie nahm sich Zeit dafür und ging eine nach der anderen auf der Vorstellungsebene durch. Das Bild, in dem ihr Sohn versucht, einen Selbstmörder von seiner Selbstmordabsicht abzubringen, ließ sie besonders ängstlich reagieren. Entsprechend musste sie diese Vorstellung öfter aufrufen und auch länger darin verweilen.

Sie kam fix voran. Nach etwa fünf Tagen war sie bereits in der Lage, sich Ralfs künftige polizeiliche Tätigkeit ohne nennenswerte Erwartungsängste vorzustellen. Diese erste gelungene Erfahrung mit gestufter Konfrontation zeigte ihr, dass sie eine reale Chance hatte, ihre Horrorvorstellungen und Ängste loszuwerden. In der Folge konfrontierte sie sich umso engagierter und gewissenhafter mit vielen weiteren Befürchtungen.

Als nächstes nahm sie sich den Sorgeninhalt vor, die Mutter bei sich zu Hause versorgen zu müssen. Sie stellte sich ihre Mutter noch älter, kränker und depressiver vor, zuletzt sogar als bettlägerig. Sich selber imaginierte Anne zunächst als eher unbeholfen bei der Pflege. Nachdem auch diese Angst schwächer wurde, suchte sie nach Problemlösungen für die Pflege (vgl. S. 99). Mit der Konfrontation und dem Problemlösen fand sie zu einer alternativen Sichtweise des Pflegeproblems, mit der sie sich besser anfreunden konnte.

Anne konfrontierte sich mit den meisten Sorgen auf der Angsthierarchie und erfuhr am Ende eine wohltuende Entlastung durch den Rückgang der Angst. Als sie bei der Sorge, die Familie alleine versorgen zu müssen (80 bis 90 % Angst), angelangt war, stellte sie überrascht fest, dass sie keine nennenswerte Angst mehr davor hatte (Generalisierungseffekt?, vgl. S. 55). Die Konfrontation ergänzte sie mit einer Reihe von weiteren Hilfsmaßnahmen, auf die noch eingegangen wird.

Wer möchte, kann während der bedrohlichen Vorstellung auch *gezielt auf das fantasierte Geschehen Einfluss nehmen.* Sie können z.B. die Ereignisse einer Horrorszene langsamer ablaufen lassen oder sie beschleunigen, sie lauter oder leiser stimmen, ganz nahe an sich herankommen lassen oder sie weit von sich entfernen. Oder Sie unterbrechen alles für einen kurzen Moment wie ein Dirigent mit dem Taktstock. Experimentieren Sie mit solchen Regieanweisungen. Es ist erstaunlich, worauf man in der Fantasie alles Einfluss nehmen kann.

Bleiben Sie beim Konfrontieren in dem anschaulich vorgestellten Geschehen und halten Sie die Angst aus. Sie geht in jedem Fall wieder zurück. Eine einzige Konfrontationsübung kann aber nicht schon zu einer *dauerhaften* Gewöhnung führen. Konfrontieren Sie sich deshalb immer wieder mit jedem einzelnen Sorgeninhalt, bis Sie die begleitende Angst an guten, wie an schlechten Tagen (vgl. S. 45) ertragen können, oder noch besser, bis die ängstliche Anspannung völlig verschwunden ist. Sollten Sie es schaffen, Ihren angstbesetzten Gedanken und Vorstellungen nicht mehr auszuweichen (und zusätzlich noch nach Lösungsmöglichkeiten Ausschau zu halten, vgl. S. 97), wird es zur dauerhaften Gewöhnung an die Angst kommen.

Beachte:

Konfrontation wirkt nur, wenn Sie sich häufig jedem gefürchteten Ereignis stellen und die ängstliche Erregung ertragen, bis sie zurückgeht. Sie sollten dabei aber keine negativen Bewertungen und katastrophisierenden Gedanken zulassen. Falls Sie täglich üben und die Konfrontationsübung möglichst nicht durch Angstgedanken stören oder durch Ausweichmanöver unterbrechen, werden Sie gute Fortschritte machen. Mit der Zeit betrachten Sie die einzelnen Sorgeninhalte furchtloser und bewerten sie realistischer, denn die Konfrontation führt auch zur Veränderung von Angstgedanken und Katastrophenvorstellungen.

Überprüfen Sie zunächst, ob Sie die notwendige *Vorstellungskraft* aufbringen. Können Sie sich gefürchtete Situationen mit sich in der Rolle der Hauptfigur vorstellen? Schließen Sie die Augen und versetzen Sie sich in eine Ihrer leichteren Angstsituationen. Nehmen wir an, Sie betreten ein Krankenhauszimmer, überqueren eine vibrierende Fußgängerbrücke oder sind in einen Autounfall ohne Personenschaden verwickelt. Schauen Sie, ob bei der Vorstellung dieser leichteren Ängste bereits einige Angstsymptome aufkommen – meistens ist es körperlich spürbare Erregung. Sollten Sie gar nichts spüren, stellen Sie sich eine Ihrer bedrohlicheren Angstsituationen vor und beachten Sie, wie sich diese Horrorvorstellung auf Ihr Angsterleben auswirkt.

Falls Sie ernsthafte Schwierigkeiten haben, sich einzelne Sorgenthemen anschaulich und lebhaft vorzustellen, können Sie alternativ versuchen, Ihre Befürchtungen und Sorgen einer Vertrauensperson detailliert zu schildern. Dabei kommt sicherlich etwas Angst auf. Die Ihnen nahestehende Person wird Sie bestimmt mit passenden Fragen und Bemerkungen unterstützen. Auch diese Variante der Konfrontation muss mehrfach wiederholt werden, bis keine Angst mehr aufkommt. Sie können aber auch als Erzähler in Ichform Ihre gefürchteten Katastrophen in Form von dramatischen Geschichten aufschreiben. Diese aufgeschriebenen Geschichten (Narrative) können Sie danach so lange täglich durchlesen, bis Sie sich an das katastrophale Szenario vollends gewöhnt haben und keinerlei Angst mehr verspüren.

Konfrontation mit echten Angstsituationen (Konfrontation in vivo)

Viele Menschen mit generalisierter Angststörung haben zusätzlich phobische Ängste. Eine überängstliche Patientin bekam z. B. entsetzliche Angst, als sie einmal alleine zu Hause war und bei dem Gedanken erschrak, ihr könne etwas zustoßen und keiner wäre da, um ihr zu helfen. Seither konnte sie nicht mehr alleine bleiben und das schränkte sie und ihre Nahestehenden erheblich ein.

Falls Sie etliche Situationen vermeiden wie Fahrstühle, öffentliche Verkehrsmittel, Höhen oder abgeschlossene Räume, kann Konfrontation hervorragend helfen. Das Vorgehen bei graduierter Konfrontation in einer echten Angstsituation ist der stufenweisen Konfrontation auf der Vorstellungsebene sehr ähnlich, nur dass in der *echten* Situation gearbeitet wird und nicht auf der Vorstellungsebene. Sie können die Angstsituationen wieder nach Heftigkeit des Angsterlebens in eine Rangfolge bringen (Angsthierarchie) und stufenweise vorgehen, indem Sie sich mit einer Angstsituation nach der anderen konfrontieren.

Vielleicht haben Sie Schwierigkeiten, Nachrichtensendungen zu sehen (das berichten viele überängstliche Personen). Anstatt sich die Nachrichten sofort auf dem Computer oder im Fernsehen anzuschauen, können Sie zunächst damit beginnen, Nachrichten im Radio zu hören, denn beim Hören werden weniger intensive Angstgefühle ausgelöst als beim Betrachten von Bildern, Bildreportagen in Fernsehen oder Filmen. Verfolgen Sie daraufhin Nachrichten auf Ihrem Smartphone, dann auf dem PC und schließlich im Fernsehen. Verlängern Sie jeden Tag die Zeit, in der Sie Nachrichten verfolgen, um einige Minuten. Nehmen Sie ruhig noch Dokumentationen über Krisen und andere Katastrophensendungen hinzu. Schauen Sie so oft und so lange reale Berichte und Filme über Gräueltaten an, bis Sie sich im Nachhinein wirklich keine übersteigerten Sorgen mehr machen oder mit Angst reagieren. Ein Nebengewinn davon ist, dass Ihre Allgemeinbildung zunimmt.

Wie lange es dauert, bis Sorgen und Ängste sich legen und verschwinden, ist von Person zu Person ganz verschieden. Personen unterscheiden sich darin, wie groß die Schritte sind, die sie bereit sind, zu gehen. Wichtig für die Gewöhnung an die Angst ist zum einen, dass Sie *regelmäßig täglich üben.* Zum anderen sollten Sie die *Konfrontationsschritte laufend vergrößern.* Fordern Sie sich immer ein Stückchen mehr. An guten Tagen gelingt Ihnen das leichter, an schlechten Tagen weniger. Notfalls wiederholen Sie an einem schlechten Tag nur das, was Sie am Vortag gemacht haben. Falls Sie mehrere grässliche Tage mit Angsterleben hinter sich haben, nimmt Ihr Mut wahrscheinlich ab. Ganz bedauerlich wäre es aber, wenn Sie daraufhin die Flinte ins Korn werfen. Halten Sie durch!

Beispiel: Anne (Forts.)

Anne hatte große Probleme mit dem Alleinsein und mit eigenständigen Unternehmungen außerhalb der Wohnung (phobische Ängste). Routineerledigungen (z. B. Einkäufe, Tanken, Ämtergänge) schaffte sie zwar, fühlte sich aber zunehmend „mulmiger“ und unwohl dabei. Sie befürchtete, es könnten Schwierigkeiten auftreten, die nicht ohne Unterstützung durch ihren Mann oder älteren Sohn zu bewältigen wären. Außerdem könnte ihr niedriger Kreislauf dazu beitragen, sie kollabieren zu lassen (ihr Angstthema). Nachdem sie das Störungsmodell verstanden hatte, fing sie an, sich mehr und mehr alleine zu Hause aufzuhalten. Dafür machte sie Tagespläne und bemühte sich um eine sinnvolle Beschäftigung (vgl. S. 108). Mit der Zeit gelang es ihr, beliebig lange alleine zu Hause zu sein und sie wunderte sich, dass ihr das früher so schwergefallen war.

Zusätzlich gab sie sich einen Ruck und unternahm eigenständig mehr außer Haus. Alle zwei Tage erledigte sie Einkäufe, fuhr zur kranken Mutter, machte ihren Sport, brachte Max zweimal die Woche zum Fußballtraining, chauffierte ihn am Wochenende mit anderen Kindern zu Stadien und Spielstätten und fing außerdem noch an, zu joggen (vgl. S. 112). Schließlich verabredete sie sich endlich wieder mit Freundinnen, von denen sie sich mit Rücksicht auf die Angst zurückgezogen und nur noch mit ihnen telefoniert hatte. Mit diesen Aktivitäten übte sie, sich selbstständig von zu Hause zu entfernen.

Mit dem Ehemann wurde vereinbart, dass er über einige Tage dienstlich verreist und einen Wochenendausflug mit den Söhnen macht, um Anne Gelegenheit zu geben, über Nacht alleine zu bleiben.

Anfangs ging sie vor jeder selbstständigen Unternehmung mit ihrem Mann oder der Therapeutin noch alles genau durch und überlegte, welche Komplikationen auftreten könnten und wie diese zu lösen wären. Die Vorbereitung auf potenzielle schwierige Situationen gab ihr ein Sicherheitsgefühl und erleichterte ihr den Start. Nach einer Weile waren solche Sicherheitsvorkehrungen nicht mehr notwendig, denn sie erlebte immer wieder aufs Neue, dass ihre Vorhaben trotz negativer Erwartung zu schaffen waren und die Horrorvorstellungen sich nicht erfüllten. Sie merkte zudem, dass ihre *Erwartungsangst in der Regel viel schlimmer war als die Angst in der echten Angstsituation.* Bereits nach wenigen Wochen fielen ihr die außerhäuslichen Aktivitäten viel leichter. Sie wusste freilich, dass sie sich noch in Geduld üben musste, denn die Stabilisierung der Gewöhnung an die Angst benötigte noch wesentlich mehr Zeit.

Beachte:

Falls Sie sich entschließen, Ihre Angst in ähnlicher Weise mit graduierter Konfrontation anzugehen, dann stellen Sie sich in den ersten Wochen und Monaten *ganz regelmäßig* der Angst, sonst steigt die Kurve der Gewöhnung an die Angst nicht kontinuierlich an.

Beachten Sie: Wenn Sie sich nur gelegentlich mit der Angst konfrontieren, verfestigt sie sich noch mehr, wie die Lernforschung belegt.

Massierte Konfrontation auf der Vorstellungsebene (in sensu) und in echten Angstsituationen (in vivo)

Ist eine überängstliche Person bereit und willens, der Angst ganz offen ins Auge zu sehen, kann sie massiv üben und sich ihren Sorgen, Befürchtungen und Ängsten über Stunden hinweg stellen.

Um die Angst loszuwerden, muss sie immer wieder durchlebt werden. Massive Konfrontation führt zu reichlich Angst. Aber keine Bange: Wenn Sie einen Versuch mit massierter Übung unternehmen, werden Sie feststellen, dass die Angst nicht permanent stark bleibt – wie Angstpatienten befürchten. Vielmehr nimmt sie unregelmäßig zu und wieder ab. Bleiben Sie über einen längeren Zeitraum bei der bedrohlichen Vorstellung, wird die Angst langsam schwächer und verschwindet.

Innerhalb einiger Stunden können Sie mit massierter Übung bereits sehr gute Fortschritte erzielen. Ein- oder zweimal massiert üben reicht jedoch nicht aus: Sie werden zwar schon nach einigen Tagen oder Wochen den Großteil Ihrer Sorgen- und Angstbereitschaft los. Die volle Gewöhnung an die Angst tritt jedoch erst sehr viel später ein. Gefühle sind schwerfällig. Folglich müssen Sie noch einige Monate mit Angstepisoden rechnen. Diese sind aber lange nicht mehr so anhaltend und quälend.

Auch für die massierte Konfrontation ist eine *Sorgen- und Angsthierarchie* hilfreich. Nur beginnen Sie hier mit dem Abbau der Angst *von oben* nach unten, anstatt von unten nach oben wie bei der graduierten Konfrontation. Bei massiver Konfrontation setzen Sie sich couragiert und mit viel Verve der allerschlimmsten Befürchtung aus und verweilen solange in ihr, bis die Angst sich vollständig gelegt hat. Massiertes Angsterleben ist nicht gefährlich. Konfrontieren Sie sich aber sicherheitshalber auch noch mit Befürchtungen, die weiter unten auf der Hierarchie liegend.

Genauso gut können sich überängstliche Personen massiert ihren phobischen Angstsituationen, denen sie ausweichen, stellen. Bei massierter Übung werden z. B. mehrere Stunden hintereinander Nachrichtensendungen oder Filme mit beängstigendem Inhalt gesehen. Die ängstliche

Person kann auch gleich einen halben oder ganzen Tag allein bleiben. Oder sie öffnet sämtliche Briefe auf einmal, falls sie die Post aus Angst vor Rechnungen und anderem Unbill monatelang nicht geöffnet hat.

Sie können sich Ihren *phobischen Angstsituationen* massiert aussetzen, indem Sie z. B. bei Fahrstuhlangst mit einem gläsernen Fahrstuhl in einem Einkaufs-Center so oft hoch- und runterfahren, bis sie das angstfrei schaffen.

Sie können sich zudem mit *physiologischen Angstsymptomen*, die Sie besonders fürchten, überfluten. Falls Sie Schwindel fürchten, dann drehen Sie sich wie ein Derwisch und lösen damit Schwindelgefühle aus. Sie gehen bald von alleine zurück. Durch rasches Treppenlaufen, am besten indem Sie zwei Stufen auf einmal nehmen, können Sie kräftiges Herzklopfen auslösen. Wenn Sie eine halbe bis eine Minute absichtlich flach und hechelnd atmen, treten körperliche Beschwerden auf, von denen einige Ihren Angstsymptomen ähneln (vgl. Hyperventilation, S. 122). Auch die legen sich gleich wieder.

Beispiel: Anne (Fort.)
Anne machte zwei massierte Konfrontationsübungen: Die erste war allerdings nicht freiwillig. Ihr Ehemann wurde im ersten Viertel der Therapie unverhofft zu einer dreitägigen Fortbildung in einer anderen Stadt verdonnert. Davon hing eine Beförderung ab, die Anne und er sich nicht entgehen lassen wollten. Nach dem ersten Schock überlegte sie sich genau, wie sie die Zeit ohne ihn strukturieren könnte (vgl. S. 108). Das machte sie schon etwas sicherer. In der ersten Nacht brauchte sie allerdings ein Beruhigungsmittel. In den übrigen Nächten schlief sie spontan ein. Sie war überrascht, wie gut sie es schaffte und wertete dies als großen persönlichen Fortschritt.

Die zweite massierte Übung betraf den Sport, den sie mehr als sechs Jahre gemieden hatte, weil sie Angst davor hatte, in einen Zustand von lebensgefährdender Atemnot zu geraten. Da sie früher beim Sport tatsächlich einige Male Luftnot bekam, machte sie sich über die Folgen von Sport für ihre Gesundheit übertrieben Sorgen, obwohl hausärztliche Untersuchungen bislang nur einen leicht erhöhten Blutdruck ergeben hatten. Ihr wurde klar, dass sie mit ihrer Schonhaltung bzw. Sportmuffelei die Befürchtungen eher noch zementierte. Also nahm sie sich vor, etwas daran zu ändern.

Entschlossen schrieb sie sich in einem Fitnesscenter für Wirbelsäulengymnastik und Pilates ein und ging zweimal die Woche zum Training. Der erste einstündige Kurs war für sie eine harte Konfrontation, weil sie eine schlechte Kondition hatte. Trotz immer wieder aufkommender Unruhe und Angst machte sie eisern mit und hielt durch. Danach bekam sie einen ordentlichen Muskelkater. Bereits nach vier Wochen fühlte sie sich in den Kursen unterfordert und wechselte in zwei Step-Kurse mit wesentlich dynamischeren Übungen. Wann immer sie Zeit fand, ging sie auch noch alleine (!) joggen. Das schaffte sie im Schnitt zweimal die Woche. Mithilfe des Sports kam sie besonders schnell zu Kräften (vgl. Sport, S. 112).

Sie setzte nun Sport auch zur Entspannung ein: Unmittelbar vor unangenehmen Verpflichtungen (Elternabend in der Schule, Termin mit der Ärztin vom medizinischen Dienst der Krankenkasse zur Festlegung des Pflegestatus der Mutter) ging sie joggen, um sich vorsorglich zu entspannen.

Mit massierter Übung geht der Angstabbau schneller, geradezu im Siebenmeilenschritt, voran. Um durchzuhalten, erfordert dieses (nicht gefährliche) Vorgehen allerdings mehr Mut und eine hohe Durchhaltemotivation.

Beachte:

Überlegen Sie, welche Konfrontationsart(en) für Sie infrage kommt, um Ihre generalisierte Angst selbst zu behandeln. Bilden Sie eine Sorgen- und Angsthierarchie, die Sie entweder von unten nach oben (graduiert) oder von oben nach unten (massiert) abarbeiten. Konfrontation wird Ihnen vermutlich leichter fallen, wenn Sie nochmals das Kapitel 5.2 durchlesen.

Mit Konfrontation oder Exposition geht die Angst zurück, weil Sie sich an die Angst gewöhnen. Gleichzeitig verändert sich aber auch Ihre Bewertung der Sorgen und Angstsituationen, denn sie haben nun wiederholt erlebt, dass sie ungefährlich sind. Somit ändert Konfrontation auch Ihr Bedrohungsszenario.

5.4 Problemlösen und Probehandeln auf der Vorstellungsebene

Überängstliche Personen neigen zu überzogenen Sorgen und meinen, sie wären künftigen Problemen nicht gewachsen. Folglich müssen sie lernen, Ereignisse und Probleme grundsätzlich selbstständig zu lösen, anstatt sich den schlimmsten Ausgang nur vorzustellen und davor zurückzuschrecken. Oft wissen sie gar nicht, welche Fähigkeiten in ihnen stecken, um mit Alltagsproblemen und Schwierigkeiten fertigzuwerden. Viele Alltagssorgen lassen sich lösen, manche weniger leicht. Suchen Sie im Sorgen- und Angsttagebuch nach Schwierigkeiten, die Sie lösen müssten. Mithilfe einer Anleitung zum Problemlösen lernen Sie *sinnvolle Schritte* kennen, um Alltagsprobleme zu meistern.

Vergegenwärtigen Sie sich noch einmal die Sorge der Mutter um ihre 13-jährige Tochter. Stellen Sie sich den denkbar schlimmsten Fall vor: Das Mädchen wird tatsächlich von einem Mann sexuell belästigt und vergewaltigt. Wie kann der Mutter geholfen werden? Sobald die Tochter sich auf den ersten Schock hin ein wenig gefasst hat, sollte umgehend eine ärztliche Untersuchung eingeleitet und nach Rücksprache mit dem Anwalt die Polizei eingeschaltet werden. Dort würde die Mutter um eine schonende und einfühlsame Befragung durch eine Beamtin der weiblichen Kriminalpolizei bitten. Falls die Tochter nicht gleich wieder zur Schule gehen will, lässt sie das Kind einige Tage zu Hause, bis es wieder Zutrauen in sich gefasst hat, um in den Alltag zurückzukehren.

Wenn Sie das lesen, werden Sie glauben, zu so etwas wären Sie niemals imstande. Doch, Sie sind es mit bis an Sicherheit grenzender Wahrscheinlichkeit. *In existenziellen Notzeiten können Menschen Übermenschliches leisten.* Das ist in ihnen so angelegt. Fast alle handeln in extrem gefährlichen Situationen *instinktsicher* und goldrichtig.

Beispiel: Marina

Ich erinnere mich an eine 15-jährige Patientin, die auf dem Weg von der Schule nach Hause die Abkürzung durch ein Wäldchen nahm und dort von einem Mann überfallen wurde. Er hielt ihr ein Messer an die Gurgel und vergewaltigte sie. Als er zum Höhepunkt seiner Erregung kam, spürte sie, wie sein Griff lockerer wurde. Instinktsicher bäumte sie sich mit einem gewaltigen Kraftaufwand, der bei Angst möglich ist, auf und trat sich frei, schlug ihm das Messer aus der Hand, riss ihm die Brille ab, warf sie weg, sprang auf und lief um ihr Leben. Zu Hause angekommen, brach sie weinend zusammen und erzählte der Mutter alles. Beide zeigten ihn auf dem nächsten Polizeirevier an und fuhren dann zum Kinderarzt, zu dem Marina ein besonders gutes Vertrauensverhältnis hatte. Er tröstete sie, stellte bei der Untersuchung Beweismaterial sicher und schickte sie zum psychotherapeutischen Notgespräch. Dadurch wurde wahrscheinlich eine schwerwiegende Traumatisierung verhindert.

Das Schönste kommt aber noch: Nach diesem Horrorerlebnis brachte die Mutter Marina einige Wochen lang mit dem Auto zur Schule und holte sie auch wieder ab. Etwa zwei Monate nach der Vergewaltigung sah Marina vom Auto aus ihren Peiniger an einer Bushaltestelle stehen. Das Polizeirevier war nicht weit weg. Sie fuhren rasch hin. Der Mann konnte von der Polizei gefasst werden. Die Tatsache, dass sie ihren Vergewaltiger selbst zur Strecke brachte, stärkte Marinas Selbstwertgefühl enorm. Sie hatte selbstwirksam gehandelt und wesentlich zur Aufklärung des Verbrechens beitragen. Bei der Vernehmung durch den Richter sagte sie erstaunlich gefasst und selbstbewusst aus. Der Mann bekam zwei Jahre Gefängnis ohne Bewährung.

In der Not handeln fast alle Menschen so geistesgegenwärtig wie Marina es gleich mehrfach konnte. Erst *nach* der Gefahr fährt ihnen der Schreck in die Glieder und die Knie werden weich.

Aber zurück zum *Problemlösen*: Es gibt eine recht bewährte und leicht erlernbare Vorgehensweise, um die große Mehrzahl der gefürchteten Alltagssituationen gedanklich zu lösen. Ängstliche Personen können lernen, entweder für sich allein auf der kognitiven Ebene oder im Gespräch mit einer Vertrauensperson, Lösungen für alle möglichen Schwierigkeiten und Gefahren zu finden. Sobald Sie Lösungen für bedrohliche Ereignisse überlegt haben, werden Sie sich sehr viel sicherer fühlen und Ihre Erwartungsangst geht zurück.

Mit Problemlösetraining lässt sich lernen, Bewältigungsmöglichkeiten für bedrohliche Ereignisse und Situationen zu finden – ganz gleich, ob sie eintreten oder nicht.

Die *sechs Schritte des Problemlösetrainings* werden an einem Beispiel veranschaulicht:

Beispiel: Anne (Forts.)
Anne hatte noch keine Lösung für das Problem der häuslichen Pflege ihrer mehrfach behinderten Mutter gefunden. Ihr graute davor, denn sie fühlte sich der Aufgabe nicht gewachsen und war überzeugt, sich damit zu überfordern. Ihre Sorgen nahmen erheblich zu, als die Mutter kreislaufbedingte Gehschwierigkeiten bekam. Jetzt musste damit gerechnet werden, dass sie stürzt, sich verletzt und dann nicht mehr alleine leben könne. Folglich schnellte die Sorge auf Annes Angsthierarchie nach oben (vgl. S. 88, von 50 bis 60 Prozent auf 90 bis 95 Prozent). Sorgen- und Angsthierarchien bleiben nur in den seltensten Fällen über die Zeit stabil; immer wieder müssen entsprechend den neuen Erfahrungen der Betroffenen Veränderungen vorgenommen werden. Tagsüber dachte sie stundenlang an das Pflegeproblem. Nachts schreckte sie öfter schweißnass aus Angstträumen hoch. In manchen Albträumen verschuldete sie den Tod der Mutter. Das erfüllte sie mit Grauen und verfolgte sie den nächsten Tag über.

1. Schritt (Problembestimmung): Bei jedem einzelnen Sorgenthema wird als Erstes nach dem eigentlichen Problem gesucht, das aus unterschiedlichen Blickwinkeln betrachtet und genau beschrieben wird.

Beispiel: Anne (Forts.)
Anne nennt als Hauptproblem ihre *Verantwortung für die Mutter*, verbunden mit der Angst, ihr folgenschwere Schäden zuzufügen. Sie hat gemischte Gefühle: Einerseits sind Skrupel vorhanden, die Mutter in ein Altenpflegeheim „abzuschieben"; andererseits macht ihr die Vorstellung, die Pflegeleistungen selber erbringen zu müssen, fürchterliche Angst. Die Mutter leidet an Diabetes, Parkinson und Depressionen, weshalb Anne sich die Versorgung der Mutter nicht ohne Anleitung und Beratung zutraut. Schließlich ist sie keine ausgebildete Pflegekraft. Ihre Befürchtungen rufen (vorauseilend) starke Schuldgefühle hervor, weil sie sich immer wieder vorstellt, bei der Pflege der Mutter etwas verkehrt zu machen und zu versagen.

2. Schritt (Ziel): Das, was erreicht werden soll, wird als Ziel formuliert.

Beispiel: Anne (Forts.)
Anne möchte ihre Mutter gerne alleine versorgen, aber nicht ohne kontinuierliche fachliche Unterstützung.

3. Schritt (Lösungsideen): Jetzt werden alle möglichen spontan aufkommenden Ideen (Brainstorming) zur Lösung des Problems gesammelt, selbst völlig abwegige und verrückte. Alle werden kommentarlos aufgeschrieben, ohne sie gleich zu bewerten oder von vornherein zu verwerfen.

Beispiel: Anne (Forts.)
Annes Einfälle:

1. Sie holt die Mutter zu sich in die Wohnung und pflegt sie dort.
2. Sie meldet die Mutter in einem Pflegeheim an, wo sie von qualifizierten Altenpflegerinnen versorgt wird. Anne besucht sie regelmäßig, übernimmt die emotionale Versorgung, erledigt die Wäsche und macht Besorgungen für sie.
3. Jemand wird für die Ganztagspflege der Mutter engagiert.
4. Die Mutter bleibt in der eigenen Wohnung und wird von einem ambulanten Pflegedienst versorgt (derzeit hat sie Pflegestufe 2).
5. Die Mutter zieht zu Anne, um sie mithilfe eines ambulanten Sozialdienstes zu pflegen.
6. Eine Krankenschwester wird zur wöchentlichen Beratung engagiert, um Anne bei der häuslichen Pflege fachmännisch mit Rat und Tat zur Seite zu stehen.
7. Ihre drei Männer könnten ihr zur Hand gehen, um sie zu entlasten. Dann dürfte sie es von der Zeit her und kräftemäßig schaffen, ihre Halbtagsstelle zu behalten.
8. Ein Psychiater wird gebeten, Hausbesuche zu machen, um die Mutter genauer zu untersuchen und gegebenenfalls auf eine bessere antidepressive Medikamentierung einzustellen, die dann in regelmäßigen Abständen auf ihre Verträglichkeit hin kontrolliert wird.
9. Sobald die Mutter nicht mehr aus den Augen gelassen werden kann, wird eine Heimeinweisung in Betracht gezogen. Anne will weiterhin arbeiten, denn sie fürchtet, ohne Arbeit unzufrieden und unglücklich zu werden. Auch das Hausbudget profitiert davon.

4. Schritt (Bewertung der Lösungsideen): Die Pros und Contras werden nun für jede einzelne Idee und deren mutmaßliche Auswirkungen überprüft, bewertet und unannehmbare Ideen ausgesondert.

Beispiel: Anne (Forts.)

- Zu (1): Die erstgenannte Lösung lehnt Anne strikt ab, weil sie sich das eigenverantwortlich nicht zutraut.
- Zu (2) und (3): Für diese beiden Lösungen konnte sie sich überhaupt nicht erwärmen. Einmal würde sie sich schämen, die Mutter ins Heim zu geben, zum anderen könnte sie sich eine Ganztagspflege finanziell nicht leisten.
- Zu (4): Mit dieser Vorgehensweise ist Anne ebenfalls nicht glücklich, weil die Mutter dann nur „huschihusch“ und nicht sehr liebevoll versorgt wird: Sie hat gehört, wie eng getaktet der Zeitrahmen bei ambulant tätigen Altenpflegekräften ist.
- Zu (5) bis (9): Anne traut sich nicht, mit nur einer Lösung alleine zurechtzukommen. Sie meint aber, sie könne sich vorstellen, mithilfe der Lösungsvorschläge (6) bis (9) die häusliche Pflege der schwer beeinträchtigten Mutter zu übernehmen.

5. Schritt (Entscheidung und Umsetzung): In diesem Schritt wird ein Lösungsweg festgelegt und auf der Vorstellungsebene oder im Gespräch mit einer Vertrauensperson genau überlegt, wie die Lösung ausgeführt werden soll.

Beispiel: Anne (Forts.)

Anne entscheidet sich dafür, die Versorgung der Mutter, sobald sie zum Pflegefall wird, in ihrem häuslichen Bereich vorzunehmen, allerdings vorerst nur auf Probe. Sie wird zunächst mit ihrer Familie darüber reden und überprüfen, ob der Ehemann und die Söhne auch wirklich bereit sind, die Großmutter in die Familie aufzunehmen und die Folgen mit zu tragen. Immerhin müsste einer der Söhne sein Zimmer für die Oma räumen und zum Bruder ziehen. Danach muss sie mit ihrer Mutter reden, ob sie auf diese Weise versorgt werden will. Das Familienleben würde sich nach der Aufnahme der Oma für alle gewaltig ändern.

Anne rechnet eigentlich mit dem Einverständnis ihrer Lieben, denn ihr Mann hat ihr die Aufnahme der Mutter schon öfter angeboten, auch im Beisein der Jungen. Nachdem alle zugestimmt haben, wird sie bei der

Krankenkasse ihrer Mutter und der Stadtverwaltung nachfragen, wer zu Fragen der häuslichen Pflege Beratung anbietet (per Gesetz besteht für diese Anlaufstellen Beratungspflicht), und vereinbart dann einen Termin.

Sie hat vor, einen neuen Antrag zur Überprüfung der Pflegestufe ihrer Mutter bei der Krankenkasse zu stellen und mit dem Arzt vom medizinischen Dienst der Krankenkasse die Pflegekriterien zu erörtern. Außerdem lässt sie sich hinsichtlich technischer Hilfen wie Krankenhausbett, Badewannenlift usw. informieren. Ferner wird sie klären, wer sie laufend fachmännisch beraten kann.

6. Schritt (Erfolgskontrolle): Später wird Anne überprüfen, ob die gewählten Alternativen sich auch als wirkungsvoll erweisen. Andernfalls geht sie nochmals die einzelnen Schritte des Problemlösens durch, um nach einem erfolgreicheren Lösungsweg zu suchen.

Beispiel: Anne (Forts.)
Zu ihrer eigenen Überraschung war Anne beim Problemlösen lebhaft dabei und bewies einen ausgesprochen lebenspraktischen Sinn. Dies selber zu erkennen, stärkte ihr Selbstwertgefühl ungemein. Annes frühere Überzeugung, mit der Pflege ihrer Mutter nicht zurechtzukommen, nahm von vormals 90 bis 95 Prozent auf erfreuliche 10 bis 15 Prozent ab.

Die hier geschilderten Überlegungen zur Lösung von Annes Problem mit der häuslichen Pflege wurden nicht zu früh vorgenommen, denn bereits vier Monate später musste sie ihre Mutter nach einem mittelschweren Hirnschlag von der stationären medizinischen Rehabilitation direkt zu sich nach Hause holen. Glücklicherweise war sie gut vorbereitet.

Obwohl die Mutter es ihr nicht immer leichtmachte, meisterte Anne die Aufgabe besser, als sie jemals gedacht hätte. Wieder erlebte sie, dass ihre Erwartungsangst sehr viel stärker war als die ängstliche Erregung in der echten Pflegesituation. Vor der Angstbehandlung, meinte sie, hätte ihre Angst vor der eigenen Unzulänglichkeit sie bestimmt daran gehindert, die Pflege der Mutter zu übernehmen. Sie hätte dann aber auch niemals erfahren, welche Stärken sie zu mobilisieren vermochte.

Anders als in dem geschilderten Fall ist die praktische Umsetzung der auf diese Weise geplanten Lösungen häufig nicht möglich, weil der Ernstfall ja selten eintritt. Trotzdem geht die Befürchtung von überängstlichen Personen mithilfe von Problemlösen eindrucksvoll zurück, insbesondere wenn die Problemlöseschritte sorgfältig durchdacht und mit Vertrauenspersonen eingehend besprochen worden sind. Dabei wird immer quasi *zur Probe gehandelt*. In der Folge fühlen sich überängstliche Personen kompetenter und sicherer und gehen künftige Probleme auch beherzter an.

Noch eine weitere Empfehlung: Legen Sie für Ihr sorgenvolles Denken eine *Problemlösungszeit* fest. Damit Sie sich nicht den ganzen Tag mit Sorgen und Problemlösen herumquälen müssen und innerlich nervös und aufgebracht reagieren, bestimmen Sie einfach einen *festen Zeitpunkt am Tag*, der *speziell für Sorgen und Problemlösen* vorgesehen ist. Das kann eine Viertel- bis halbe Stunde am frühen Morgen oder nach dem Abendessen sein, nur nicht direkt vor dem Zubettgehen, damit Sie die Sorgen nicht mit in den Schlaf nehmen. Setzen Sie sich gemütlich hin, rufen Sie die belastenden Befürchtungen auf und notieren Sie lösungsorientierte Überlegungen und Ideen im Sorgen- und Angsttagebuch.

Verweisen Sie von nun an spontan auftretende Befürchtungen auf diese „Sprechstunde für Sorgen" und setzen Sie sich erst da – und nicht jetzt – ausgiebig mit ihnen auseinander. Das klingt vielleicht ein wenig naiv, ist aber eine gute Strategie. Greifen Sie nämlich in der Problemzeit die stornierten Sorgen vom Tag auf, sind Sie gefasster, gefühlsmäßig nicht so leicht von Befürchtungen zu überrollen und selbstbestimmter im Auftreten.

Fazit:

Viele der Alltagsprobleme und Belastungen, die überängstlichen Personen bedrohlich erscheinen, lassen sich lösen. Das hier geschilderte Problemlösen und Probehandeln hat mehrere Vorteile:

- Mit Problemlösen verhindern Sie das Ausufern Ihrer bedrohlichen Vorstellungen und können Ihre Angst besser begrenzen und kontrollieren.
- Problemlösen und Probehandeln können außerdem eine Hilfe sein, sich für die Bewältigung von realen Schwierigkeiten zu wappnen. Sollte es zu einem der gefürchteten Ereignisse kommen, sind Sie vorbereitet und gehen diese selbstsicherer und ruhiger an.

5.5 Selbstsicheres Verhalten

Überängstliche Personen trauen sich oft wenig zu, neigen zu pessimistischer Selbsteinschätzung und meinen, sie wären in vielen Situationen auf andere angewiesen. Dabei zeigt der Umgang mit ängstlichen Personen, dass die meisten sehr wohl über eine ganze Reihe von sozialen Stärken verfügen. Größtenteils sind sie sehr aufgeschlossen, hilfsbereit und harmoniebedürftig. Bei Auseinandersetzungen bevorzugen sie friedliche Konfliktlösungsmethoden. Im Umgang mit heiklen Situationen beweisen sie Einfühlungsvermögen und Geschick. Von ihren Angehörigen und Freunden werden sie als umgänglich und fair beschrieben und genau dafür besonders geschätzt.

Ohne dass sie sich darüber im Klaren sind, beherrschen sie soziale Fertigkeiten, mit denen sie sich in kritischen Situationen leichter durchsetzen können. Nur scheinen diese sozialen Fähigkeiten oftmals gehemmt, wenn nicht sogar blockiert zu sein. Gründe dafür dürften in ihrer Scheu und ausgeprägten Rücksichtnahme liegen: Die meisten überängstlichen Personen bemühen sich um sozial verträgliches Verhalten, wollen anderen nichts Schlimmes zumuten und ihnen auch nicht zu nahetreten.

Wenn Sie hier Skepsis anmelden, dann überlegen Sie, was Sie für ein Selbstbild haben und wie Sie von Ihren Nahestehenden gesehen werden. Schreiben Sie Ihre positiven und negativen Eigenschaften einmal auf. Welche Stärken und Schwächen würden Angehörige und Freunde Ihnen wohl zuschreiben?

Sie können Ihre Einschätzungen überprüfen, indem Sie den Partner, die Eltern, Geschwister und Ihre besten Freunde bei passender Gelegenheit fragen, was sie an Ihnen mögen und was sie weniger schätzen (Leitfragen: Was magst du an mir? Was sind deiner Meinung nach meine Stärken, meine Schwächen? Worauf kannst du dich bei mir verlassen, worauf weniger? Was könnte ich noch besser machen?). Sie werden klare Antworten bekommen und auch gute Gründe haben, sich über das Feedback zu freuen.

Verbessern Sie Ihre Selbstwahrnehmung noch weiter, indem Sie künftig genauer darauf achten, wie Angehörige, Freunde und Kollegen auf Sie zukommen, Sie ansprechen und auf Ihre Äußerungen reagieren. Das macht Sie sicherer.

Versuchen Sie auch, sich mehr zu behaupten. Da, wo Sie Kritikwürdiges sehen, könnten Sie konkrete Verbesserungsvorschläge machen oder eigene Wünsche äußern. Widersprechen Sie, wo es Ihnen angebracht erscheint, z. B. wenn Sie zu Unrecht kritisiert werden. Lassen Sie sich im Gespräch nicht immerzu unterbrechen. Nehmen Sie Komplimente an und sagen Sie um Himmels Willen „nein", wenn Sie etwas nicht haben oder tun wollen. Stellen Sie eigene Forderungen, wo immer es Ihnen nötig erscheint, und lassen Sie sich von anderen nicht zu sehr ausnutzen. Bringen Sie den Mut auf, wenig angenehme oder unerquickliche Kontakte zu beenden.

Je näher wir einer Person gefühlsmäßig stehen, desto schwieriger wird es, sich ihr gegenüber zu behaupten. Vielleicht ist Ihnen das schon aufgefallen. Sobald es Ihnen gelingt, sich bei den (Schwieger-)Eltern, Geschwistern, Partnern und engsten Freunden besser zu behaupten, treten Sie auch bei anderen selbstbewusster auf. Setzen Sie sich deshalb vermehrt gegenüber nahestehenden Personen durch.

6 Wiederaufnahme einer normalen, abwechslungsreichen Lebensführung

Sobald sich überängstliche Menschen um eine vielseitige und gut strukturierte Lebensführung bemühen, werden sie standfester gegenüber Belastungen und Angstsymptomen. Eine Lebensführung, die mit den eigenen Vorstellungen, Neigungen und Bedürfnissen übereinstimmt, ist nicht nur befriedigend, sondern gibt auch Kraft und Halt. Das Gefühl, Probleme selbstständig lösen zu können, und die Erfahrung, eine sinnvolle Rolle im Leben zu spielen, stärken das Selbstbewusstsein und die Widerstandskräfte.

Jeder möchte sinnvolle Aufgaben und Rollen im Leben finden. Infolge der Angst leben überängstliche Personen ziemlich reduziert und sind nur wenig, halbherzig oder sogar nur widerwillig aktiv. Fühlen Sie sich ausgelastet? Glauben Sie, dass die Angst Ihnen Energien raubt? Oder haben Sie zu viel um die Ohren und sind überlastet? Die meisten Menschen mit generalisierter Angst leben zunehmend eingeschränkt, weil ihre Aufmerksamkeit einseitig an ihre Sorgen und Sicherheitsvorkehrungen gebunden ist. Ihre Aufmerksamkeitsfixierung schließt viele andere Erfahrungsmöglichkeiten aus, sodass sie reizärmer leben und sich allmählich immer weniger zutrauen.

Das muss sich ändern. Wichtiges Ziel wäre das Bemühen um ein besseres Gleichgewicht zwischen angenehmen Aktivitäten, persönlichen Stärken (Ressourcen) und den Erfordernissen des Alltags.

Fangen Sie zunächst damit an, Ihre Aufmerksamkeit immer wieder bewusst von der Fixierung auf innere Abläufe (Befürchtungen) auf die momentane Situation, in der Sie sich gerade befinden, zu lenken. Das ist ein gutes Aufmerksamkeitstraining. Des Weiteren kann zur Vorbeugung gegen das Aufkommen von Befürchtungen und Angstsymptomen der Tages- und Wochenablauf wesentlich abwechslungsreicher gestaltet werden. Halten Sie nach interessanten und faszinierenden Aktivitäten Ausschau. Das bereichert Ihr Leben.

6.1 Aufmerksamkeitstraining: Bei Angst vermehrt Konzentration auf die Umgebung lenken

Überängstliche Personen richten ihre Aufmerksamkeit einseitig auf innere Ereignisse, weshalb ihnen viele wunderbare Dinge, die um sie herum geschehen, entgehen. Sobald sie sich wieder stärker auf sinnvolle Handlungen und angenehme Dinge des Alltags konzentrieren, treten ihre leidigen Befürchtungen und Sorgen in den Hintergrund und verblassen mit der Zeit. Das ist eine Art *Aufmerksamkeitstraining* und nachweislich wirkungsvoll. Mit viel Übung lässt sich die Wahrnehmung wieder stärker auf externe Ereignisse, normale Alltagssituationen und sinnvolle Beschäftigungen richten.

Beachte:

Bemühen Sie sich um ein normales Alltagsleben. Nehmen Sie vermehrt an dem teil, was sich in Ihrem Umfeld tut, ohne sich von negativen Körpersignalen, Sorgen und Grübeleien davon abhalten zu lassen. Achten Sie immer wieder darauf, wo Ihre Aufmerksamkeit spontan hingeht – mehr nach innen zu den Sorgen und Angstbeschwerden oder mehr nach außen zu interessanten Tagesereignissen. Lenken Sie Ihre Konzentration mehr und mehr nach außen.

Sollte Ihnen das außerordentlich schwerfallen, können Sie versuchen, sich *in doppelter Weise* zu *konzentrieren*: Begleiten Sie in Gedanken jeden Handlungsschritt entweder mit *Beschreibungen* oder mit *Verhaltensanweisungen*. Beim Händewaschen können Sie z. B. Ihr Vorgehen beschreiben, indem Sie sich sagen: „Jetzt greife ich zum Wasserhahn und drehe ihn gegen den Uhrzeigersinn auf, aber nicht zu weit, damit das Wasser nicht herausschießt. So ist es gut. Ich halte beide Hände unter das Wasser, angle mit der rechten Hand nach der Seife, reibe sie drei- bis viermal zwischen den Händen, lege sie wieder zurück in die Seifenschale und knete die eingeseiften Hände vier-, fünfmal. Das reicht. Nun spüle ich die Seife gründlich ab, schüttle die Hände aus …"

Anweisungen geben Sie, indem Sie sich sagen, was jeweils zu tun ist, z. B.: „Greife jetzt zum Wasserhahn und drehe ihn gegen den Uhrzeiger auf, nimm die Seife ...“ Während Sie Ihr Vorgehen beschreiben oder sich instruieren, richten Sie Ihre Aufmerksamkeit nicht nur auf die Situation, in der Sie handeln, sondern auch darauf, *wie* Sie handeln. Somit konzentrieren Sie sich praktisch zweifach und damit intensiver. Da bleibt kein Raum mehr für sorgenvolle Gedanken.

6.2 Tagesplanung, förderliche Aktivitäten und gutes Zeitmanagement

Überängstliche Menschen sind in der Regel fleißig und bemüht, möglichst alles richtig zu machen. Dabei neigen sie jedoch dazu, sich zu überfordern. Aus Angst vor Fehlern gehen sie oft besonders gründlich vor und laufen Gefahr, sich im Kleinen zu verzetteln. Wichtige Aufgaben bleiben häufig unverrichtet und das werten sie als Beleg für ihre vermeintliche Unfähigkeit. Dabei haben sie nur keine gute Tagesplanung oder das richtige Zeitmanagement. Ändern Sie das: Teilen Sie sich über einen längeren Zeitraum Ihre freien Stunden und die Arbeitszeit sorgfältig ein, ohne allzu perfektionistisch vorzugehen, sich zu verzetteln oder unter Zeitdruck zu setzen. Gehen Sie unliebsame Aufgaben und Verpflichtungen beherzt an und schieben Sie sie nicht auf die lange Bank. Machen Sie eine Checkliste der notwendigen Vorhaben und Erledigungen. Setzen Sie Prioritäten, was unbedingt noch heute getan werden muss und entscheiden Sie, welche Dinge sich im Laufe der Woche erledigen lassen. Delegieren Sie mehr und bitten Sie Nahestehende und Kollegen, das eine oder andere zu übernehmen, um sich zu entlasten. Behalten Sie sich Gelegenheiten für nette Gespräche, Kaffeepausen und Buchlektüre vor. Überlegen Sie, was Sie Sinnvolles mit Ihrer Freizeit anfangen können und planen Sie diese Dinge ein.

Vermeiden Sie Leerlauf im Alltag, damit Sie nicht so leicht in den Sog der Sorgen und Angst geraten. Mit Leerlauf sind nicht nur Stunden ohne Tätigkeit und Schlaf gemeint, sondern auch Mußestunden, in denen Ihre Aufmerksamkeit viel zu oft nach innen geht und Sie sich Sorgen machen. Das ist besonders nachts der Fall. Stehen Sie bei *Schlaflosigkeit* (vgl. S. 124) auf und setzen Sie sich in einen anderen Raum, um dort zu lesen oder fernzusehen, bis Sie müde werden. Verleiden Sie sich nicht Ihr Bett durch unruhiges Herumwälzen und anhaltende Schlaflosigkeit. Kommen morgens schon beim Aufwachen die ersten Sorgen auf, können Sie diese auf eine „Problemsprechstunde" verweisen, die Sie zeitlich auf den frühen Abend festlegen. Stehen Sie dann sofort auf und beginnen Sie den Tag. Konzentrieren Sie sich (doppelt) auf die notwendigen Versorgungsprozesse und lassen Sie dabei das Radio laufen. Gestalten Sie aber vor allem die Stunden, die Sie ohne konkrete Vorhaben zu Hause verbringen, insbesondere die Sonntage und andere freie Tage, an denen viele Menschen besonders sorgen- und grübelgefährdet sind.

Überfrachten Sie Ihren Tagesablauf aber nicht, sonst geraten Sie unter Leistungsdruck. Die Tagestrukturierung und der Aktivitätsaufbau haben ja zum Ziel, die Wahrscheinlichkeit zu senken, dass unerwünschte Befürchtungen aufkommen und Sie stundenlang peinigen. Mit einem vernünftigen Tagesplan sind Sie ausgewogen beschäftigt und grübeln von vornherein viel weniger. Sobald Sie sich den Tag gut einteilen, dürfte es Ihnen auch leichter fallen, aufkommende Sorgen bis zu Ihrer Problemsprechstunde zu stornieren. Damit machen Sie einen klaren Schnitt und können sich auf das, womit Sie gerade beschäftigt sind, besser konzentrieren.

Bemühen Sie sich beim planvollen Vorgehen auch bewusst darum, *vor nichts mehr auszuweichen* und erledigen Sie wieder Dinge, die Sie eigenständig bewältigen können, aber lange gemieden haben. Vergessen Sie nicht, sich dafür zu *loben*.

Beachte:

Mit einer vernünftigen Tages- und Wochenplanung kümmern Sie sich wieder wohlwollender um sich, beenden Ihren Rückzug und verzetteln sich weniger in dem Bemühen, alles zufriedenstellend zu erledigen. Wer sich seine Zeit vernünftig einteilt, hat auch mehr Raum für spontanes Handeln. Am verbindlichsten sind Wochenpläne in schriftlicher Form. Sollten Ihnen unvorhergesehene Dinge dazwischenkommen, verhalten Sie sich flexibel, ohne Ihren Tages- und Wochenplan aus den Augen zu verlieren. Überprüfen Sie am Abend vor dem Zubettgehen, wie der Tag gelaufen ist, ob er gut eingeteilt war und wie Sie sich gefühlt haben. Sie können immer noch das eine oder andere zum Besseren verändern.

Ein gutes Zeitmanagement erfordert Selbstkontrolle und bringt Sie automatisch dazu, wieder mehr Verantwortung für Ihre Lebensführung zu übernehmen. Am Ende werden Sie zufriedener sein. Auch Ihre Angehörigen wissen das zu schätzen. Eine gute Tageseinteilung mit vernünftigem Zeitmanagement ermöglicht Ihnen, viele förderliche Aktivitäten in Ruhe zu Ende zu führen und das stärkt Ihr Selbstwertgefühl.

Beispiel: Anne (Forts.)
Weil sich Anne am späten Nachmittag besonders viele Sorgen machte, entschloss sie sich, diese Tageszeit sorgfältiger zu verplanen. Sie wollte nun mit ihrem Mann, sobald er zwischen 16.30 und 17.00 Uhr von der Arbeit kommt, einen ausgedehnten Spaziergang machen, ohne länger über Befürchtungen und Sorgen zu reden. Ihm würde das auch guttun. Danach würden sie gemütlich Kaffee trinken (sie für eine Weile nur entkoffeinierten, vgl. S. 118). Bei schlechtem Wetter würde sie alternativ 30 Minuten lang Step-Aerobik machen. (Zu dem Zeitpunkt war sie noch nicht imstande, die Angst mit progressiver Muskelentspannung abzuschwächen.) Frisch geduscht und schön entspannt würde sie sich dann zu ihrem Mann setzen und mit ihm plaudern, ein Buch lesen oder Kreuzworträtsel lösen.

6.3 Aktivieren von Interessen und Begabungen zur Verbesserung der Lebensführung

Suchen Sie speziell nach Aktivitäten, die auf Ihre Neigungen und Fähigkeiten zugeschnitten sind. Falls Sie Hausfrau sind oder längere Zeit nicht mehr gearbeitet haben, könnten Sie wieder nach einer beruflichen Tätigkeit Ausschau halten, die Sie stundenweise oder ganztags ausfüllt, eine Fortbildung machen oder eine ehrenamtliche Aufgabe übernehmen. Obendrein wäre es fantastisch, wenn Sie persönliche Interessen und Neigungen fördern würden (Singen im Chor, Musikinstrument spielen, Tanzen, Malen, Fotografieren usw.). Bei Dingen, die wir gerne machen, engagieren wir uns mehr und haben auch entsprechend mehr Erfolgserlebnisse. Das Lebensgefühl verbessert sich, wenn wir eigenen Wünschen nachgehen, persönliche Stärken fördern und wieder mehr auf angenehme Aspekte des Lebens achten.

Sollten Sie vorhaben, Ihre Lebensführung zu verändern, dann suchen Sie nach Antworten auf Fragen wie „Welche Wünsche und Träume habe ich? Was bringt es mir, wenn ich einige meiner Wünsche und Neigungen umsetze? Was will ich im Leben erreichen? Mit welchen Personen möchte ich häufiger zusammen sein? Was würde ich am liebsten mit ihnen unternehmen?“. Überlegen sie schließlich: „Was sollte ich wirklich ändern?“

Besprechen Sie Ihre Vorstellungen mit Nahestehenden. Holen Sie sich Feedback und weitere Anregungen. Sie werden schon gebremst, falls Sie zu übermütig werden. Vielleicht ist eine Freundin oder ein Freund bereit, sich mit Ihnen auf etwas Neues, eine Weiterbildung, eine herrliche Reise oder irgendein anderes Abenteuer einzulassen. Sobald Sie wieder Aktivitäten nachgehen, die Ihnen Spaß machen und die bestimmte Fähigkeiten in Ihnen fördern, wird das Leben viel befriedigender für Sie und Ihr Selbstwertgefühl nimmt zu. Ein gutes Lebensgefühl hat Auswirkungen auf die Angstbereitschaft und depressive Verstimmbarkeit.

Beachte:

Nehmen Sie sich mehr Freiheiten und Zeit für Dinge, die Ihnen besonders wichtig sind und die Sie schon immer machen wollten. Sobald Sie Ihren Neigungen wieder stärker nachgehen, entwickeln Sie sich persönlich weiter.

7 Gesundheitsverhalten

Der Mensch ist ein ganzheitliches Wesen: Jedes Gefühl – Angst, Wut oder Freude – hat seinen körperlichen Niederschlag und wird von Gedanken und Vorstellungen begleitet. Nach dem Erklärungsmodell der generalisierten Angststörung (vgl. S. 42) kommt es zu Wechselwirkungen zwischen genetischer Veranlagung, Lernen, Eigenschaften und dem persönlichen Umfeld. So wie sich das körperliche Befinden auf Denken und Fühlen auswirkt, beeinflussen Angstgefühle umgekehrt auch körperliche Abläufe und Denkvorgänge.

Eine *stressanfällige Lebensweise* mit mangelnder sportlicher Bewegung und Entspannung, ungeregelten Ess- und Schlafgewohnheiten, zu viel Alkohol, Medikamenten, Nikotin und fehlender Lebensfreude *begünstigt Angststörungen* indirekt. Ist der Veränderungswille nur stark genug, wird sich an der Lebensführung und am Gesundheitsverhalten vieles *verändern* lassen. Zu einem vernünftigen Gesundheitsverhalten gehören geregelter Sport, vitalstoffreiche Ernährung, ausreichend Schlaf, Entspannung und Genuss.

7.1 Sport

Durch das Vermeiden von körperlicher Kraftanstrengung und Bewegungsmangel nehmen Angst- und Stresssymptome zu. Infolge von Bewegungsarmut können langfristig verminderte körperliche und psychische Widerstandskräfte und gesundheitliche Probleme auftreten. Umgekehrt stärkt Sport den Menschen in psychischer, neurologischer, hormoneller und immunologischer Hinsicht und fördert die Gesundheit.

Wer sich fit und gesund hält, kommt innerlich leichter zur Ruhe und kann Angst müheloser unter Kontrolle bringen. Ein gekräftigter Körper ist in der Lage, nicht nur der Angst, sondern auch den alltäglichen Belastungen mehr Abwehrkräfte entgegenzusetzen. Körperliche und psychische Erschöpfungszustände nehmen nachweislich durch Jogging ab. Gleichzeitig nehmen Leistungsfähigkeit, Lebensfreude und Selbstvertrauen zu. Ein gesunder Körper ist somit eine starke Ressource für die Bewältigung von Angst.

Um die Person *dauerhaft* widerstandsfähig gegen Belastungen wie Angst zu machen, ist *regelmäßige, möglichst lebenslange sportliche Betätigung* erforderlich. Sport stärkt das Herz-Kreislaufsystem, senkt den Stresshormonspiegel und erhöht die Belastbarkeit des Körpers. Direkt nach dem Sport kommt ein wohliges Gefühl von Müdigkeit und intensiver Entspannung auf. Das damit einhergehende Wohlbefinden ist besonders angenehm.

Gesundheit ist leider nicht käuflich. Sie muss regelmäßig erarbeitet werden. Aktives Gesundheitsverhalten lässt sich bei gutem Vorsatz und mit geschicktem Zeitmanagement in den Alltag integrieren und bis ins hohe Alter erhalten. Zur sportlichen Betätigung einige Hinweise:

- Überwinden Sie sich, geben Sie sich einen Ruck und beginnen Sie mit geregeltem Sport, um etwas für die Gesundheit zu tun.
- Suchen Sie sich eine Sportart Ihrer Wahl und kündigen Sie dem Partner oder der Familie Ihr Vorhaben an. Falls es Joggen, Walken oder eine Hallensportart ist, achten Sie auf gutes Schuhwerk.
- Sport wird auch zu einem geselligen Ereignis, wenn Sie sich mit Freunden oder Kollegen zusammentun. Sie könnten sich in einem Sportverein oder in einem Fitnesscenter anmelden, um vom sozialen Umfeld zu profitieren und den Sport für sich verbindlicher zu machen. Vielleicht bevorzugen Sie einen Mannschaftssport, bei dem es auch auf Kampfgeist ankommt.
- Leistungssport ist ungeeignet, denn er kann zu Überforderung führen und das Immunsystem schwächen.
- Fangen Sie langsam an und steigern Sie sich mit der Zeit. Halten Sie durch, selbst wenn am Anfang manchmal Angst aufkommen sollte: Joggen, Radfahren, Circuittraining (möglichst unter qualifizierter Anleitung) usw. Übertreiben Sie anfangs nicht, wenn Sie es nicht mehr gewohnt sind, Sport zu machen. Achten Sie in der Anfangszeit auf körperliche Signale von Überanstrengung und machen Sie gegebenenfalls eine kurze Pause. Sport soll ja auch Spaß machen. Mit der Zeit bekommen Sie ein Gefühl dafür, bei welcher Anstrengung Sie sich wohlfühlen.

- Bauen Sie die sportlichen Aktivitäten in Ihren Terminkalender ein, z. B. montags und donnerstags vor der Arbeit (oder nach Feierabend). Diese Termine sollten Vorrang haben vor anderen privaten Aktivitäten.
- Nutzen Sie darüber hinaus jede Gelegenheit, sich zu bewegen (Treppenlaufen, Spaziergänge mit Besuchern, Toben mit den Kindern, Tanzabende usw.).
- Klopfen Sie sich in der Anfangszeit jedes Mal auf die Schulter, wenn Sie Sport gemacht haben. Schon nach einigen Wochen werden Sie feststellen, dass Sie sich darauf freuen. Körpereigene Opiate (Endorphine), die bei regelmäßiger Körperbewegung freigesetzt werden, sind für dieses Wohlbefinden mitverantwortlich.
- Nehmen Sie sich nach sportlicher Betätigung Zeit für Körperpflege und reichliches Trinken (alkoholische Getränke meiden).
- Sport entspannt. Deshalb können Sie unmittelbar vor einem unangenehmen Ereignis, das Sie nervös und ängstlich macht, ausgiebig Sport treiben. Das entspannt Sie für mindestens ein bis zwei Stunden. Manche fühlen sich nach sportlicher Betätigung sogar drei bis vier Stunden entspannt.

Die Vorteile von Sport

- Sie stärken damit Ihre körperliche und psychische Gesundheit sowie die Widerstandskraft.
- Sie können Sport hervorragend als Entspannungsverfahren einsetzen.

7.2 Ernährung

Essen und Trinken, Appetit und Durst sind biologische Grundbedürfnisse, die kulturell geprägt werden. Ernährungsgewohnheiten beeinflussen die Stressbelastung und das Angsterleben. Gestresste wie überängstliche Personen achten oftmals zu wenig auf die Zusammensetzung der Nahrung und essen viel zu unregelmäßig. Manche nehmen wenig zu sich, weil sie fürchten, der Magen rebelliert, einige essen zu viel, weil sie bei Stress zu größerem Appetit neigen. Da sie zu bequem zum

Kochen sind, ernähren sich andere wiederum von vorgefertigten Lebensmitteln, die oft eine extrem hohe Nährstoffdichte haben. Manche trinken zu wenig, andere zu viel und dann auch noch besonders zuckerhaltige Getränke oder hochkalorigen Alkohol. Die Folge von falschen Ess- und Trinkgewohnheiten, die größtenteils schon Kleinkindern anerzogen werden, ist die Zunahme von chronischen Zivilisationskrankheiten (Diabetes, Übergewicht). Damit steigt auch die Stressanfälligkeit.

Eine Esskultur mit vernünftiger Ernährungsweise hängt unter anderem vom Rhythmus der Mahlzeiten ab (drei bis fünf Mahlzeiten pro Tag), von der verfügbaren Zeit fürs Essen (mehr als nur fünf bis zehn Minuten) und von der Vielfältigkeit, Qualität und Zusammensetzung der Nahrungsmittel und Getränke.

Besonders schön ist eine Mahlzeit in Gesellschaft, ohne Radio- oder Fernsehgedröhne im Hintergrund, bei der es zu netten Gesprächen kommt. Unter solchen Umständen macht Essen Freude und hat eine größere entspannende Wirkung. Nicht zuletzt wird die Entwicklung von innerer Ruhe und körperlicher Abwehrkraft gefördert.

Zur Stärkung der Gesundheit benötigt der Körper die regelmäßige Zufuhr von Vitaminen, Mineralien und Spurenelementen in ausreichender Zahl. (Darüber hinaus braucht er eine ausgewogene Dauerbelastung durch Sport, vgl. Kapitel 7.1). Folgende Hinweise sind bei der *Einführung einer gesunden Ernährungsweise* zu berücksichtigen:

- Stellen Sie sich Ihre Mahlzeiten aus qualitativ hochwertigen, schadstofffreien, ballast- und vitalstoffhaltigen Nahrungsmitteln zusammen, zu denen frisches Obst und blanchiertes Gemüse ebenso gehören sollten wie Vollkorn- und Milchprodukte, Fisch und wenig Fleisch. Schränken Sie den Konsum von Süßigkeiten ein. Damit beugen Sie einer Überzuckerung vor, bei der Energien freisetzt werden, die weder benötigt noch abgerufen werden. Reduzieren Sie auch gezielt Ihren Fettkonsum, kochen Sie mit weniger Butter, Öl, Sahne und Mayonnaise, um den Cholesterinspiegel niedrig zu halten.
- Trinken Sie regelmäßig zwei bis drei Liter kalorienfreie Getränke am Tag, z. B. das in Deutschland besonders gute Leitungswasser oder Mineralwasser. Reduzieren Sie den Alkohol auf höchstens ein Glas Wein oder Bier pro Tag und trinken Sie ihn nicht aus Durst, sondern zum Genuss.

- Essen Sie selbst gekochte Speisen an einem schön gedeckten Tisch mit Appetit und Freude und nehmen Sie sich genügend Zeit zum Essen.
- Halten Sie Essenszeiten ein und futtern Sie nicht so viel zwischendurch. Essen Sie auch nicht aus Langeweile, beim Fernsehen oder aus Frust.

Mit der Einführung einer gesunden Ernährung erhöhen Sie Ihre Widerstandskräfte gegenüber Krankheitserregern und Stressbelastung. Besprechen Sie notwendige Veränderungen der Essensgewohnheiten mit Partner und Familie. Gemeinsame Absprachen und Zubereitung der Mahlzeiten steigern ebenfalls den Genuss von Mahlzeiten.

Beispiel: Anne (Forts.)
Anne machte sich viele Sorgen um ihr Gewicht und hatte vor allem Angst, ihr Mann würde sie nicht mehr attraktiv finden, wenn sie zunähme. Sobald sie wieder einige Kilo (bis zu fünf) zu viel hatte, begann sie, zu diäten. Aufgrund ihres unregelmäßigen Essverhaltens fehlte ihr somit ein natürliches Verhältnis zum Essen. Für ihre Familie kochte sie meist gutbürgerlich unter Verwendung von reichlich Fett und Kohlenhydraten. Selber aß sie kaum vom Selbstgekochten und das Wenige ohne jeglichen Genuss, weil ihr bei Angstepisoden oft übel wurde bzw. sie zumindest befürchtete, es könnte ihr schlecht werden. Bei starker Anspannung bekam sie immer wieder das Verlangen nach Süßem und zelebrierte dann kleine Heißhungeranfälle, indem sie größere Mengen von Nougatschokolade verschlang, von der sie immer genügend auf Vorrat hatte.

In der Therapie erfuhr sie einiges über ungesunde und gesunde Ernährung und wie die Angstbereitschaft davon indirekt beeinflusst werden kann. Durch fett- und kohlenhydratreiches Essen (Nougat) steigt z. B. der Blutzuckergehalt. Weil er nicht durch körperliche Bewegung verbraucht wird, kommt es zur Übersäuerung des Blutes. Infolge von Befürchtungen (innerer Stress) werden vermehrt Stresshormone (Adrenalin und Noradrenalin) freigesetzt, sodass der Blutzuckerspiegel weiter steigt. Der Griff zur Zigarette (Anne war starke Raucherin) verschlimmert das Ganze, denn durch das Nikotin steigt der Blutzuckerspiegel noch mehr an. Wird der Zuckerspiegel nicht durch regelmäßige Bewegung abgebaut, kommt es schließlich zur Gewichtszunahme, weil das Übermaß an Zucker als Depotfett im Körpergewebe und auch in den Gefäßwänden eingelagert wird. Eine Folge kann Arteriosklerose sein. Daran litt die 39-jährige Anne zwar noch nicht, aber ihre übergewichtige Mutter hatte große Probleme damit.

Anne setzte sich im Weiteren mit dem Jojo-Effekt, der Folge von Diätverhalten, auseinander. Sie hatte von dieser Wirkung zwar gehört, sie aber nicht so ernst genommen. Beim Diäten (zwei- bis dreimal im Jahr) aß sie etwa drei Wochen lang fast nichts und trank nur Obstsäfte. Damit nahm sie zwar etwas ab, aber für welchen Preis. Ernährungswissenschaftler sagen, der Körper passt sich schnell an die geringere Kalorienzufuhr an, indem er die zugeführte reduzierte Kost optimaler verwertet. Wird nach der Diät wieder wie gewohnt gegessen, speichert der Körper etwas mehr als zuvor, weil er beim Diäten gelernt hat, jede Kalorie besonders intensiv zu verwerten. Aus diesem Grund nehmen die meisten Menschen nach Diätversuchen noch schneller und mehr zu als vorher.

Aufgerüttelt durch diese Erkenntnisse nahm Anne sich vor, entschiedener gegen ihre ungesunde Ernährungsweise vorzugehen. Gleichzeitig wollte sie auch die Ernährung ihrer Familienmitglieder verbessern, denn ihr Mann hatte bereits einige Pfunde zu viel. Sie ging zu ihrer Krankenkasse (AOK) und besorgte sich Broschüren über gesunde Ernährung und Lebensführung (in Anlehnung an die Empfehlungen der Deutschen Gesellschaft für Ernährungswissenschaft zur Vorbeugung gegen Zivilisationskrankheiten).

Sie veränderte ihre Kochpläne in Richtung leichter Kost und legte sich selbst ein geregeltes Essverhalten auf. Nougat kaufte sie nicht mehr. Sie war hoch motiviert, reduzierte ihren Kaffeekonsum auf eine Tasse zum Frühstück, trank sonst nur noch entkoffeinierten Kaffee und nahm sich vor, ihren Nikotinkonsum schrittweise zu verringern. Es dauerte keine drei Wochen, da hatte sie bereits an der neuen Ernährungsweise Geschmack gefunden. Bald konnte sie mit Genuss essen und freute sich auf die gemeinsamen Mahlzeiten mit der Familie. Im Übrigen vermied sie Süßigkeiten und Alkohol. Ungewöhnlich und höchst erstaunlich war, dass sie mit großer Willensstärke innerhalb von drei Monaten mit dem Rauchen aufhörte. Die meisten Angstpatienten schaffen das erst, wenn sie ihre Angst unter Kontrolle bekommen haben.

Nicht genug: Seit Jahren machte Anne keinen Sport mehr, weil sie insgeheim befürchtete, dabei in Luftnot zu geraten. Früher war sie gerne sportlich aktiv. Aus Angst vor Atemnot trug sie ihre Brille auch nicht mehr (eine weitere phobische Angst), außer beim Autofahren (sie war kurzsichtig). In kleinen Schritten begann sie damit, sie jeden Tag zunehmend länger aufzusetzen und gewöhnte sich nach etwa zwei Wochen an die Brille.

Mit geregeltem Sport wollte sie gleich mehrere Fliegen mit einer Klappe schlagen – ihre körperliche Kondition verbessern, ihre innere Anspannung reduzieren und ihr Gewicht stabilisieren. Deshalb schrieb sie sich im Fitnesscenter ein. Außerdem lernte sie die progressive Muskelentspannung (vgl. S. 152). Den enormen Übungsaufwand für die angewandte Entspannung (vgl. S. 155) hielt sie nicht durch. Immerhin konnte sie sich aber nach zwei Monaten bereits nach fünf bis sieben Minuten mit der progressiven Muskelentspannung entspannen und damit schneller einschlafen.

Entspannung durch Sport und progressive Muskelentspannung erleichterte es ihr, auf die Beruhigungstabletten zu verzichten. Sobald sie extrem unruhig und ängstlich wurde, machte sie Jogging und bei schlechtem Wetter Step-Aerobik zu Hause, anstatt zur Pille zu greifen.

Schließlich überredete sie ihre Familie häufiger zu Radtouren und Ausflügen in die Natur. Sie erzählte von vielen herrlichen Erlebnissen. Mit dem jüngeren Sohn machte sie mehr Bewegungsspiele, weil er damit entspannter und konzentrierter wurde.

7.3 Die Luxusdrogen Koffein, Nikotin, Alkohol und Zucker

Nikotin, Koffein, Alkohol und Süßigkeiten gelten als kulturell akzeptierte Drogen. Der Zuckergehalt im Blut steigt an und Stresshormone werden freigesetzt, sobald geraucht, genascht, Kaffee oder Alkohol getrunken wird. Der Blutzuckerspiegel steigt auch an, wenn Stresshormone bei Befürchtungen ausgeschüttet werden.

Luxusdrogen halten den Blutzuckerspiegel über dem Normalwert. Jedes Mal, wenn Süßigkeiten in größeren Mengen verzehrt werden, kommt es zu den geschilderten überschießenden Blutzuckerreaktionen. Die Bauchspeicheldrüse muss dann viel Insulin produzieren, um den Blutzucker wieder abzubauen. Eine kurzfristige Folge ist: Der Zuckerspiegel sinkt unter den Normalwert und es kommt zu Unterzuckerung, gefolgt von Kreislaufbeschwerden mit Schwindel, Herzrasen und Schweißausbrüchen. Auf diese körperlichen Reaktionen bauen sich Ängste leichter auf. Langfristig wird zudem die Insulinproduktion erschöpft.

Die meisten Angstpatienten rauchen übermäßig. Nikotin ist ein weiterer Risikofaktor für Angsterleben. Aus Gründen der rapiden Über- und Unterzuckerung sollten ängstliche Personen, die ihre physiologischen Veränderungen oft für Angstsymptome halten, mit den schädlichen Genussmitteln Koffein, Nikotin, Alkohol und Zucker vorsichtiger umgehen oder sie – zumindest für eine Weile – vermeiden. Ein weiterer Vorteil der Abkehr von Luxusdrogen ist die Stärkung der Gesundheit.

Erfahrungsgemäß können Angstpatienten mühelos auf Kaffee verzichten und den Drang auf Süßigkeiten bändigen. Die Raucherentwöhnung hingegen erfordert eine enorme Selbstkontrolle. Überängstliche Personen können oft nicht vom Rauchen lassen (Anne ist da eine Ausnahme). Das ist bedauerlich, denn die Forschung zeigt, dass *Angstpatienten bereits eine Woche nach einer Nikotinabstinenz spürbar weniger Angst haben.*

7.4 Entspannung

Die generalisierte Angststörung führt zu *muskulären und inneren Spannungszuständen*, die viele Stunden andauern. Begleitet werden sie von Konzentrationsschwäche, Ermüdungserscheinungen, Reizbarkeit und Schlafstörungen. Überängstliche Personen stehen unter dem Druck ihrer Befürchtungen, wirken häufig gehetzt und gönnen sich kaum mehr Pausen zum Abschalten oder zur Regeneration.

Personen mit generalisierter Angst wissen oft nicht, wie sie sich entspannen und erholen können. Mithilfe eines Entspannungsverfahrens kann eigentlich jeder lernen, sich in relativ kurzer Zeit zu entspannen, sofern er hinreichend übungswillig ist. Speziell für ängstliche Menschen eignen sich die folgenden beiden Entspannungsverfahren, die auf ähnlichen Prinzipien beruhen. Sie verhelfen gestressten Personen zu mehr innerer Ruhe.

Progressive Muskelentspannung

Der amerikanische Arzt, Edmund Jacobsen, hat im Jahr 1938 mit der progressiven Muskelentspannung ein Entspannungsverfahren vorgelegt, bei dem die Wahrnehmung von Verspannungen am Körper verfeinert und die Anspannung der Muskeln abgeschwächt wird. Durch aktives Anspannen und Entspannen von einzelnen Muskelgruppen wird ein Zustand der Entspannung herbeigeführt. Dabei ruht die Konzentration gleichermaßen auf dem Wechsel von Anspannung bzw. Entspannung und den motorischen und physiologischen Empfindungen, die damit einhergehen. Als Folge werden physiologische Symptome wie Herzrasen, flache Atmung, Schwitzen und motorische Beschwerden wie Verkrampfungen, Zittern, Beben abgeschwächt.

Die progressive Muskelentspannung *eignet sich besonders für überängstliche Menschen*, da Erregungs- und Angstsymptome mit einem erhöhten Spannungszustand der Muskulatur zusammengehen. Ängstliche Personen werden durch die Entspannungsübungen für den Spannungszustand der Muskulatur und für begleitende physiologische Beschwerden sensibilisiert. Jacobsen hielt den Zustand von Entspannung für unvereinbar mit Unruhe und Angst. Weil durch kräftige Anspannung einzelne Muskeln ermüden, hat er die muskulären Ermüdungseffekte systematisch genutzt, um die entspannende Wirkung – nicht nur des Skelettmuskelsystems, sondern auch der gesamten Person – zu intensivieren.

Die progressive Muskelentspannung ist *bei täglicher Übung* binnen drei bis sechs Wochen mühelos zu erlernen. Begonnen wird mit Händen und Armen. Danach wird zum Gesicht und Nackenbereich übergegangen, dann zum Rücken, Bauch, Po und schließlich zu den Beinen. Zunächst benötigen Sie etwa 20 bis 30 Minuten, je nach persönlichem Tempo, um alle Muskelpartien nacheinander anzuspannen und wieder zu entspannen. Allmählich brauchen Sie immer weniger Zeit, um wohlig müde und entspannt zu werden. Am Ende können Sie sich vielleicht mit einem Satz oder sogar mit nur einem Wort entspannen. Kurzentspannung ist das Ziel. Sie lässt sich mit regelmäßigem Üben erreichen.

Im Anhang des Buches auf Seite 152 finden Sie eine Anleitung zur progressiven Muskelentspannung. Lesen Sie die Übungsanleitungen durch und üben Sie das Entspannungsverfahren ein- bis zweimal täglich, wobei Sie *sich selber anleiten*. Je selbstständiger Sie üben – ohne CD-Anweisung – desto größer ist die Wahrscheinlichkeit, dass Sie das Entspannungsverfahren verinnerlichen und im Ernstfall auch einsetzen können.

Angewandte Entspannung

Die angewandte Entspannung des schwedischen Psychologen L.-G. Öst ist eine Erweiterung der progressiven Muskelentspannung. Wichtigstes Ziel ist Entspannung in Sekundenschnelle. Patienten lernen schrittweise, sich bei unterschiedlichen Körperbewegungen in verschiedenen Situationen in immer kürzerer Zeit zu entspannen.

Sie ist wesentlich übungsbedürftiger als die progressive Muskelentspannung, sodass die Motivation, angewandte Entspannung in Selbsthilfe zu erlernen, hoch sein muss. Wer das viele Üben durchhält, wird reichlich belohnt, denn er hat damit ein Entspannungsverfahren zur Hand, mit dem er sich im Nu überall bei aufkommender Angst entspannen kann.

Zunächst müssen Angstpatienten die lange Version der progressiven Muskelentspannung lernen, dann die kurze Form, in der sie mehrere Muskelgruppen auf einmal anspannen und anschließend lockern. Im nächsten Schritt werden die Muskeln nur entspannt, ohne sie vorher anzuspannen. Danach kommt die Entspannungsanweisung mit einem Wort, gefolgt von der Entspannung in allen Lebenslagen und bei unterschiedlichen Körperbewegungen. Am Ende kann mit einem Wort (z. B. „Ruhe“) binnen Sekunden entspannt werden. Mithilfe der angewandten Entspannung kann ängstliche Erregung bei Sorgen und Angstsymptomen schneller aufgelöst werden.

Eine Anleitung zur Übung der angewandten Entspannung finden Sie im Anhang auf Seite 155.

Bauchatmung gegen Hyperventilation

Ruhiges Atmen beruhigt. Personen mit generalisierter Angst atmen jedoch schneller und tendenziell hechelnd bei Angst. Einige atmen zu tief, die Mehrzahl zu flach. Das tun sie schon fast gewohnheitsmäßig. Bei flacher Atmung wird lediglich in die Brust geatmet und somit das Zwerchfell nicht ausreichend bewegt, das muskulär zwischen Bauch und Brust verankert ist. Bei flacher Atmung hebt und senkt sich nur der Brustkorb, nicht aber der untere Leib und die Bauchmuskulatur. Flache Atmung führt schnell zu Hyperventilation, die mit unangenehmen körperlichen Empfindungen einhergeht. Einige davon ähneln den Angstsymptomen, sodass es zum Hochschaukeln der Angst kommen kann. Flache Atmung ist demnach ebenfalls ein Risikofaktor für Angst.

Bei *Hyperventilation* wird zu viel Kohlendioxyd ausgeatmet, sodass ein Überschuss an Sauerstoff im Blut entsteht und es zur Übersäuerung des Blutes kommt. Hyperventilieren geht mit physiologischen Beschwerden wie Schwindel, Benommenheit, Übelkeit, Herzrasen, Druck in der Brust oder im Kopf, Muskelverspannungen und mehr einher. Wird längere Zeit besonders intensiv flach geatmet, treten Muskelverspannungen mit Pfötchenstellung der Hände und Füße auf. Wird weiterhin flach geatmet, kommt es zu einer kurzen Ohnmacht. Diese Ohnmacht ist eine Abwehrreaktion des Körpers, bei der das Gehirn intensiv durchblutet wird, um es vor Schaden zu bewahren. Nach dem Aufwachen fühlen sich Betroffene meist frisch und erholt.

Mithilfe der *Bauchatmung* lassen sich Atmungsfehler korrigieren. Sobald gezielt in den Bauch geatmet wird, schwingt auch das Zwerchfell mit. Mithilfe der Bauchatmung bleibt das Verhältnis von Kohlendioxyd zu Sauerstoff im Gleichgewicht.

Sie können selber überprüfen, ob Sie flach atmen oder nicht, indem Sie eine Hand auf den Bauch legen und die andere auf die Brust, während Sie Ihre Atmung beobachten. Falls sich vor allem der Brustkorb hebt und senkt, dann sollten Sie Ihre flache Atmung korrigieren: Atmen Sie, wann immer Sie daran denken, für eine halbe Minute oder länger bewusst in den Bauch, sodass er sich im Atemrhythmus gegen Ihre Hand nach außen wölbt und wieder zurückgeht. Der eine lernt es schnell, der andere braucht etwas mehr Übung. Sobald Sie gleichmäßig – locker, sanft und ruhig – in die Brust und vor allem in den Bauch hineinatmen, atmen Sie richtig. Sänger, Musiker und Sportler müssen diese Atmung beherrschen.

Wenn Sie für einen Moment etwas übertrieben in den Bauch atmen, können Sie Folgendes feststellen: Beim Einatmen spannen sich – kaum spürbar – die Muskeln am ganzen Körper an. Beim Ausatmen lockern sie sich wieder. Diese Lockerung der Muskulatur können Sie für eine vertiefende Entspannung nutzen, bei der bewusst länger ausgeatmet wird.

Übung

Atmen Sie bei geschlossenem Mund durch die Nase ein und mit leicht geöffnetem Mund wieder genüsslich aus. Sprechen Sie dabei ein lang gedehntes „aaaah“ oder „ooooh“ oder Worte wie „guuuut“, „schöööön“ oder „Ruuuuhe“. Warten Sie, bis der Reflex zum Einatmen von ganz alleine wiederkommt. Das Ausatmen können Sie mehr und mehr verlängern und auf diese Weise die entspannende Wirkung vergrößern.

Sie können auch im Atemrhythmus zählen: 1, 2, 3 beim Einatmen, 1, 2, 3 beim Ausatmen und 1, 2, 3 in der Atempause, bis der Reflex zur Einatmung von alleine einsetzt. Oder Sie zählen 1, 2, 3 beim Einatmen und immer länger beim Ausatmen – 1, 2, 3, 4, 5, 6, 7, 8, 9 …, bis das Einatmen von ganz alleine kommt.

Die Atmung wird vom autonomen Nervensystem gesteuert. Jeder atmet ganz *automatisch* – im Wachzustand, im Schlaf und selbst im Koma. Das Atmen lässt sich nur für kurze Zeit willentlich steuern, vielleicht 15 bis 20 Atemzüge lang. Mit Konzentration auf die Bauchatmung kann beginnende Angst unterbrochen und beendet werden. Zudem lassen sich mit dieser Atemübung die progressive Muskelentspannung, angewandte Entspannung und das Achtsamkeitstraining (vgl. Kapitel 9) intensivieren.

7.5 Schlaf

Einschlafen können wir nur, wenn wir müde und entspannt sind, aber nicht, wenn der Kopf voller Sorgen und Probleme ist. Der Schlafforschung zufolge sind die meisten Ursachen von Schlafstörungen psychischer Natur. Manchmal ist es aber auch schwer, nach einer späten, reichhaltigen Mahlzeit einzuschlafen. Nach reichlich Alkohol schlafen viele zwar gleich ein, liegen dann aber einige Stunden später für den Rest der Nacht wach.

Sorgen und Grübeleien führen zu einer vermehrten Adrenalinausschüttung. Bei den meisten Menschen ist der Adrenalinspiegel ohnehin zu keiner Tageszeit so hoch wie in den späten Abendstunden. Befürchtungen können da zu starker innerer Erregung und Anspannung führen, sodass der Schlaf ausbleibt. Entsprechend gerädert, unausgeschlafen und körperlich erschöpft fühlen sie sich am nächsten Morgen. Unerwünschter Schlafentzug aufgrund von Stress und Angst kann richtig grausam sein.

Schlafen ist wie Essen, Trinken und Sexualität eines der wichtigsten biologischen Grundbedürfnisse. Viele depressive oder überängstliche Menschen klagen über Schlafstörungen. Wie Untersuchungen eindrucksvoll zeigen, täuschen sich etliche jedoch, wenn sie meinen, sie hätten die ganze Nacht kein Auge zugetan. Messergebnisse aus dem Schlaflabor zeigen, dass viele Schlafgestörte – im Gegensatz zur Selbsteinschätzung – ganze vier bis fünf Stunden geschlafen haben.

Der Schlaf lässt sich nicht willentlich steuern oder gar herbeitrommeln. Wir können lediglich die *Schlafbedingungen beeinflussen*. Hier einige Hinweise zur Verbesserung der *Schlafhygiene*:

- Überlegen Sie, wie viele Stunden Schlaf Sie früher gebraucht haben, bevor die Angststörung begann. Waren es sieben, acht oder mehr Stunden? Die meisten Erwachsenen brauchen sieben bis acht Stunden Schlaf.
- Sind Sie eine Lerche oder eine Eule bzw. ein Morgen- oder ein Nachtmensch? Entsprechend sollten Sie Ihre Zubettgehzeit wählen und

sie regelmäßig – mit wenigen Ausnahmen – einhalten. Wenn Sie ein Morgenmensch sind und zwischen sechs und sieben Uhr aufwachen, sollten Sie gegen 22.00 Uhr im Bett liegen, vorausgesetzt, Sie sind auch müde. Überhaupt sollten Sie nur dann ins Bett gehen, wenn Sie wirklich müde sind.

- Machen Sie tagsüber kein Nickerchen länger als 30 Minuten, sonst sind Sie am späten Abend nicht ausreichend müde.
- Wenn Sie besonders schlafgestört sind, dann sollten Sie sich jeden Tag mit Sport oder körperlicher Arbeit verausgaben, um müde zu werden.
- Vermeiden Sie sehr spätes Essen (es könnte Ihnen wie Blei im Magen liegen), Naschereien und Alkohol (manche setzen Bier oder Wein als Schlafmittel ein) und lassen Sie Schlafmedikamente weg. Nach durchschnittlich einem halben Jahr wirken die meisten ohnehin nicht mehr schlaffördernd, belassen die biologische Schlafarchitektur aber weiterhin verändert: Nach dem Absetzen von Schlafmitteln wird oft zehn bis 14 Tage unruhiger geschlafen und vermehrt geträumt. Viele, die nicht wissen, dass diese Unruhe vorübergehend ist, greifen erneut zum Schlafmittel.
- Gestalten Sie sich die Stunden vor dem Zubettgehen auf angenehme Weise mit Musik, Lesen (kein extrem erregendes oder deprimierendes Buch), Fernsehen, sozialen Kontakten, unproblematischen Telefonaten, Chatten, Kinobesuchen, Spaziergängen oder ähnlichem mehr. Reduzieren Sie Licht- und Geräuschquellen.
- Ein Zubettgehritual könnte Ihnen das Abschalten vom Tag erleichtern (z. B. die Kleidung für den kommenden Tag herauslegen, länger duschen oder warm baden, den Wecker stellen, einige Seiten lesen, das Licht löschen und progressive Muskelentspannung machen).
- Falls im Bett dann Sorgen und Grübeleien kommen, verweisen Sie auf Ihre Problemlösungszeit (vgl. S. 103) und beginnen mit Entspannungsübungen.
- Sofern Sie nicht binnen einer Viertel- oder halben Stunde eingeschlafen sind, stehen Sie auf und gehen ins Wohnzimmer. Lesen oder sehen Sie so lange fern, bis Sie richtig müde werden – selbst wenn dabei Stunden vergehen. Vermeiden Sie unter allen Umständen, sich hellwach im Bett länger zu wälzen.

- Stehen Sie möglichst immer zur selben Zeit am Morgen auf, selbst wenn Sie schlecht geschlafen haben. Es ist sehr hilfreich, sich (wieder) an einen geregelten Schlafrhythmus zu gewöhnen. Mit der Zeit wird der selbst gewählte Schlafrhythmus zur Gewohnheit.

Wenn Sie diese Hinweise beherzigen, dürfte sich Ihr Schlafverhalten erheblich verbessern.

7.6 Genuss

Gesund leben bedeutet auch, ein weitgehend selbstbestimmtes, aktives Leben zu führen und es sich dabei wohlgehen zu lassen. Das Einplanen von besonders angenehmen Ereignissen und die Vorfreude darauf tragen zur Stärkung der Gesundheit bei.

Nehmen Sie sich wieder *Zeit für Dinge, die Ihnen Freude machen*, auch für die unspektakulären Dinge des Alltags: Planen Sie kleine Annehmlichkeiten ein, auf die Sie jeden Tag hinleben – ein spannendes Buch, eine Lieblingssendung, Telefonate und Chats mit Nahestehenden, Zeitungslektüre oder eine Musik, die Sie nicht melancholisch, sondern positiv stimmt. Einigen macht es Spaß, Gehirnjogging mit Denkaufgaben oder Spielen zu machen, neue Rezepte auszuprobieren oder Fremdsprachenkenntnisse zu verbessern. Andere balgen gerne mit ihren Kindern, verabreden sich mit Freunden und gehen häufiger aus – ins Kino, Konzert, in die Disco oder ins Restaurant.

Bemühen Sie sich, wieder *mehr Zeit mit besonders interessanten und faszinierenden Dingen zu verbringen*, anstatt mit der leidigen Angst und dem Pessimismus. Schöne Erfahrungen wirken anregend und befreiend, setzen Kräfte und Ideen frei und haben eine entspannende Wirkung. Ohne größere und kleinere schöne Erlebnisse macht das Leben viel weniger Spaß.

Genussfähigkeit verbessert die Lebensqualität ebenso wie die gesundheitliche Befindlichkeit.

Beispiel: Anne (Forts.)
Anne fand eine ganze Reihe von Interessen und Neigungen, die sie (wieder) aufgreifen und genießen wollte. Sie waren alles andere als weltbewegend, haben ihr aber das Leben versüßt. Zu ihrer eigenen Überraschung las sie jetzt mehr, obgleich ihr das vor Kurzem überhaupt nicht in den Sinn gekommen wäre. Sie entdeckte ihre Vorliebe für historische Romane und fand eine reiche Auswahl an Büchern und Hörspielbüchern in der Stadtbücherei. Darüber hinaus sah sie gerne „witzige Sendungen" im Fernsehen.

Eines Tages buddelte sie ihr Akkordeon („Schifferklavier") aus, das sie über 12 Jahre nicht mehr angerührt hatte. Sie ließ das Instrument stimmen und begann nun, regelmäßig zu spielen. Ihr schwebte vor, sich einer Gruppe von Freizeitmusikern anzuschließen, um das Musizieren verbindlicher zu machen und um sich über Musik auszutauschen.

Sie buchte außerdem zwei Kurse für ausgewählte PC-Software und fand Gefallen daran. Bald trat sie eine Halbtagsstelle in einem Maklerbüro mit fest geregelten Arbeitszeiten an. Die neue Arbeit gefiel ihr besser als der Job in der Tankstelle. Außerdem beschäftigte sie sich mehr mit Max, brachte ihm den Umgang mit dem PC bei und kochte häufiger gemeinsam mit ihm. Sie verabredete sich regelmäßig mit zwei Freundinnen und unternahm weiterhin vieles mit der Familie.

Am Ende der Therapie war sie so zufrieden wie schon seit Jahren nicht mehr. Sie empfand ihr Leben abwechslungsreicher und schöner. Ihre Angst- und Sorgenbereitschaft hatte um 85 bis 90 Prozent abgenommen, meinte sie. Sie wollte sich weiterhin bemühen, die verbliebenen Befürchtungen unter Kontrolle zu bekommen. Ihr Mann sagte, sie wäre um einiges selbstbewusster geworden.

8 Mit Rückfällen umgehen lernen

Angst- und Stressbereitschaft sind in überängstlichen Personen angelegt, sodass eine stärkere Erregungsbereitschaft zu ihrem Leben gehört. Unter *besonders starker* Belastung können Stressreaktionen in Form von Befürchtungen und Sorgen künftig wieder auftreten.

Keine Sorge, Sie müssen sich deshalb nicht ein Leben lang mit Angst herumplagen. Inzwischen haben Sie erfahren, wie Sie Sorgen und Ängsten entgegentreten können. Sie müssen die Angstbewältigung nur systematisch umsetzen und trainieren, bis sie Ihnen unter die Haut geht! Üben Sie in den kommenden Monaten regelmäßig und konsequent die Veränderung von Kognitionen, Konfrontation mit Sorgeninhalten und Entspannung. Das sind die drei wichtigsten Angstbewältigungsmethoden für generalisierte Angst.

Um auch künftig in der Lage zu sein, wiederaufkehrende Ängste zu meistern, ist es wichtig, diejenigen Bewältigungsmöglichkeiten, mit denen Sie besonders gut zurechtkommen (vgl. Kapitel 10), so oft zu praktizieren, bis sie zu festen Gewohnheiten geworden sind. Sobald sie zu Ihrem Verhaltensrepertoire gehören, können Sie damit etwaigen Rückfällen vorbeugen.

Bei extrem unvorhersehbaren, schweren Schicksalsschlägen könnten erneut starke Befürchtungen und Erregungszustände auftreten. Selbsthilfemöglichkeiten haben Sie inzwischen zur Hand (vgl. S. 139): Setzen Sie diese umgehend gezielt und besonders aufmerksam ein.

Beispiel: Anne (Forts.)
Anne ist sich bewusst, dass sie unter Stress ängstlicher reagiert und die Angst infolgedessen unter größerer Belastung wiederkehren kann. Mit dieser Vorstellung kann sie nun besser leben, nachdem sie gesehen hat, wie wirkungsvoll Konfrontation, Entspannung, kognitive Veränderung und Problemlösen für sie waren. Sie wird sich in Zukunft hüten, längeres Sorgen zuzulassen und Sorgeninhalten oder beängstigenden Situationen auszuweichen. Am Ende der Therapie nahm sie sich vor, im Falle einer Rückkehr der Angst genau dieselben Vorgehensweisen wieder heranzuziehen, die ihr aus der Angst herausgeholfen haben.

9 Die Angst akzeptieren (Achtsamkeitstraining)

Auch wenn Angstzustände und belastende Lebensumstände sich bei den meisten überängstlichen Personen verändern lassen, gibt es einige, die ihre generalisierte Angststörung mit den von Experten empfohlenen Vorgehensweisen (Konfrontation, Entspannung und kognitive Veränderung) nicht beeinflussen können. Trifft das auch auf Sie zu, dann haben Sie eigentlich keine andere Wahl, als sich darum zu bemühen, die Angst hinzunehmen und zu akzeptieren.

Die Entwicklung von Akzeptanz ist eine Vorgehensweise, die aus dem buddhistischen Bereich stammt und neuerdings von Psychotherapeuten – therapieübergreifend – Angstpatienten als ergänzende therapeutische Maßnahme angeboten wird. Das Vorgehen wird *Achtsamkeitstraining* genannt und stellt eine *besondere Form der gelenkten Aufmerksamkeit* dar.

Achtsamkeit ist eine kontemplative Vorgehensweise, bei der sich die Person bewusst in einen meditativen, tranceähnlichen Zustand versenkt, in dem sie momentane Gefühle, Gedanken und körperliche Empfindungen sowie die Angst besonders aufmerksam und anhaltend beachtet, sodass der Kopf allmählich frei wird von belastenden und ablenkenden Vorstellungen und Gedanken.

Im Hier und Jetzt wird die Konzentration bewusst auf aktuelle Erlebnisinhalte gerichtet (hier auf die Angst), ohne sie zu bewerten. Wie ist das gemeint?

- *Im Hier und Jetzt bleiben* bedeutet, in diesem Augenblick nicht mit den Gedanken abzuschweifen – in Richtung Zukunftsplanung oder Erinnerungen. Vielmehr wird die Aufmerksamkeit von spontan aufkommenden Gedanken und Vorstellungen immer wieder zurückgeholt in den gegenwärtigen Augenblick, um sie mit dem momentanen gefühlsmäßigen Zustand in Übereinstimmung zu bringen.
- *Ohne sie zu bewerten* bedeutet, dass nur hingeschaut wird, ohne gleich zu beurteilen oder zu bewerten, denn negative Bewertungen vergrößern gefühlsmäßige Probleme erheblich. Da Menschen gelernt

haben, vor allem negative Bewertungen (automatisiert) vorzunehmen, fällt es bei den ersten Achtsamkeitsübungen nicht leicht, das Bewerten von Angstsymptomen zu unterlassen. Um das Bewerten zu verhindern, werden einzelne körperliche Erscheinungen bewusst wahrgenommen und beschrieben („Mein Herz schlägt schneller, der Atem ist beschleunigt und ganz flach, ich spüre ein Kribbeln in den Händen …“). Unliebsame Gedanken, Empfindungen und Gefühle lassen sich nicht verjagen. Wir können sie aber annehmen, tolerieren und akzeptieren. Gleichzeitig können wir lernen, auch angesichts dieser unangenehmen Kognitionen und Emotionen liebevoller mit uns umzugehen.

Tiefe Achtsamkeit wird als ein *bewusstes Im-Fluss-Sein* erlebt, bei dem die Person sich nicht anstrengen muss. Anfangs treten bei Achtsamkeitsübungen noch öfter Gedanken auf, etwa Überlegungen, was noch zu erledigen ist, oder die Erinnerung an ein kleines Ärgernis am Morgen. Lassen Sie solche störenden Gedanken und Vorstellungen vorbeiziehen. Andernfalls schieben Sie sie sanft beiseite und richten die Aufmerksamkeit erneut auf die Wahrnehmung von körperlichen Empfindungen, z. B. auf die Atmung.

Wie vorgehen? Beim Achtsamkeitstraining spielt der Kontakt zum Körper eine Schlüsselrolle. Während einer Übung werden einzelne körperliche Empfindungen besonders aufmerksam zur Kenntnis genommen. Das Richten der Achtsamkeit auf körperliche Abläufe ist eine verhaltensmedizinische Übung. Die meisten Menschen lernen Achtsamkeit am leichtesten bei der progressiven Muskelentspannung. Vielleicht fangen Sie genauso an.

Übung

- Während Sie Ihre Entspannungsübungen machen, scannen Sie den Körper von oben bis unten. Beachten Sie, wie Ihre Füße fest auf dem Boden stehen, die Geräusche um Sie herum immer leiser werden, Ihre Hände sich erwärmen und zu kribbeln beginnen usw.
- Genauso gut können Sie die einzelnen Muskelgruppen, die Sie gerade anspannen und entspannen, aufmerksam verfolgen.

- Oder Sie beachten Ihre Atmung während der Entspannungsübung. Kehren Sie immer wieder zurück zu ihr, wenn unerwünschte Gedanken kommen, die Sie von der Beachtung Ihres Körpers ablenken. Achten Sie darauf, wie der Atem durch die Nase fließt, wie die Bauchmuskeln beim Einatmen sich ausdehnen und anspannen. Beim Ausatmen gehen sie wieder zurück und werden locker (vgl. Bauchatmung, S. 122). Ganz wichtig ist, bewusst im gegenwärtigen Moment zu sein und die Atmung und andere körperliche Empfindungen genau zu registrieren. Damit beruhigen sich die kognitiven Abläufe in Ihrem Kopf ebenso wie Ihre körperlichen Empfindungen.

Mit dem Körper auf diese Weise unmittelbar in Kontakt zu treten, entlastet Sie von unangenehmen Gedanken und Gefühlen. Das Gegenteil von Achtsamkeit wären endlose Gedankenprozesse wie Sorgen und Grübeleien. Achtsamkeit und Sorgen sind unvereinbar miteinander. Je mehr Sie Ihre Achtsamkeit bei der Entspannungsübung intensivieren, desto tiefergehend meditieren Sie und desto erfolgreicher entspannen Sie sich.

Hinweis:

Sie können zudem die eine oder andere alltägliche Beschäftigung besonders achtsam verrichten, z. B. das Badezimmerritual am Morgen oder den Kochvorgang in der Küche. Beleuchten Sie aufmerksam jede einzelne Handlung, während Sie ausgeführt wird, und beschreiben Sie alles ganz genau (vgl. doppelte Konzentration, S. 107).

Ohne gleich zu bewerten, fällt die Achtsamkeit von Angstsymptomen (oder von anderen Gefühlszuständen wie Wut und Schmerz) recht schwer und ist ziemlich übungsbedürftig. Machen Sie deshalb zuerst einige Wochen lang Entspannungsübungen mit bewusster Beachtung der körperlichen Abläufe. Sobald Sie das beherrschen, können Sie mit Achtsamkeitsübungen beim Aufkommen von *Angst* beginnen.

Der Körper steht dabei im Zentrum der Aufmerksamkeit. Nehmen Sie die einzelnen physiologischen und motorischen Symptome der Angst (vgl. S. 53) wahr. Registrieren Sie konzentriert Ihre Angstsymptome.

Denken Sie an nichts anderes. Schieben Sie störende Gedanken freundlich, aber entschieden beiseite und richten Sie Ihre Aufmerksamkeit erneut auf Ihre körperlichen Empfindungen.

Nehmen Sie *sorgenvolle Gedanken* einfach nur wahr, ohne sich mit ihnen auseinanderzusetzen. Auf diese Weise werden die Sorgen schneller flüchtig und ziehen vorbei. Verfolgen Sie das Vorüberziehen dieser negativen Gedanken ebenfalls ganz bewusst.

Achtsamkeit oder bewusstes Beachten ist eine frei gewählte, selbst gesteuerte und flexible Reaktion auf negative Erlebnisse wie Angst und Sorgen. Je mehr dieses *kontinuierliche, achtsame Wahrnehmen* trainiert wird, desto eher entsteht eine neue Gewohnheit: Gelassenheit. Sie ersetzt Angst und Sorgen.

Fazit:

Beim Achtsamkeitstraining liegt die Betonung auf der aufmerksamen Erfahrung im gegenwärtigen Moment. Diejenigen, die lernen, ihre Angst zu akzeptieren, nehmen die Dinge nun eher, wie sie sind, und müssen nicht mehr damit ringen, wie sie sein sollten. Sie sind innerlich ruhiger geworden und erkennen im Rückblick, wie einseitig negativ sie auf die Angst fixiert waren. Ihre Befürchtungen und Ängste hielten sie für überwertig und ließen sich von ihnen gängeln und in ihrem persönlichen Wohlbefinden einschränken.

10 Welche Behandlungsmethoden haben sich bei den vorgestellten Patienten als besonders wirkungsvoll erwiesen?

Lilo, Nick, Martin und Karin sind auf verschiedene Weise und in unterschiedlichem Ausmaß bei der Bewältigung ihrer Ängste vorangekommen. Sie haben sich jeweils andere Schwerpunkte bei der Behandlung der generalisierten Angst gesetzt. Nachdem sie einen Großteil der hier vorgestellten Angstbewältigungsmethoden ausprobiert haben, war es ihnen möglich, eine für sie persönlich geeignete Mischung aus Behandlungsbausteinen zusammenzustellen, von der sie schließlich mehr oder weniger profitiert haben.

Nicht jeder spricht gleich gut auf dieselben Vorgehensweisen an. Das veranschaulichen die einzelnen Verlaufsgeschichten sehr schön:

Beispiel: Anne (Forts.)
Von Annes Fortschritten war häufig die Rede. Ihr hatten vor allem entspannende Vorgehensweisen (Sport, progressive Muskelentspannung), Problemlösetraining für Schwierigkeiten im Alltag, Konfrontation mit echten Angstsituationen wie dem Alleinsein sowie Tages- und Wochenplanungen geholfen.

Beispiel: Lilo (Forts.)
Lilo litt besonders unter extremen Sorgen und Grübeleien. Folglich konzentrierte sie sich vermehrt auf die Wirklichkeitsüberprüfung und kognitive Veränderung. Mit dem Angst- und Sorgentagebuch fand sie heraus, dass ihre Neigung zum Schwarzmalen, Negativieren und zu depressiven Verstimmungen im zweiten Teil des Menstruationszyklus besonders ausgeprägt war. Eine Weile spielte sie mit dem Gedanken, wieder die Pille zu nehmen, obwohl sie diese früher nicht gut vertragen hatte, notfalls gepaart mit einem Antidepressivum (SSRI). Mit einer gründlich durchgeführten Veränderung ihrer negativen Kognitionen gelang es ihr jedoch, die Sorgen- und Grübelneigung zu verringern und ruhiger zu werden.

Im Weiteren profitierte sie besonders von einem Aufmerksamkeitstraining, bei dem sie systematisch ihre Aufmerksamkeit nach außen auf die Situation und auf sinnvolle Beschäftigungen lenkte, sobald sorgenvolle

Gedanken oder Grübeleien auftraten. Sie konnte damit auch gegen Befürchtungen, Sorgen und Grübeleien bei Leerlauf oder monotonen Arbeiten vorbeugen (z.B. sah sie fern beim Bügeln, hörte aufmerksam Radio oder Hörbücher bei der Küchenarbeit und ihre Lieblingsmusik beim Autofahren). Sie gab sich Mühe, weniger Problemgespräche mit Ehemann und Freundinnen zu führen und machte perfekte Tages- und Wochenplanungen mit viel Sport (zwei zusätzliche Frauendoppel die Woche im Tennisverein). Schließlich trat sie einer Bürgerinitiative bei, in der sie sich mit großem Zeitaufwand engagierte. Dort gewann sie ganz wesentlich an Selbstbewusstsein, denn es stellte sich heraus, dass sie sehr gut organisieren und öffentlich angstfrei reden konnte.

Konfrontation mit den Sorgeninhalten half ihr dagegen nur begrenzt bis gar nicht.

Beispiel: Nick (Forts.)
Nick litt vor allem unter innerer Anspannung, anhaltender Muskelverkrampfung und einer Erschöpfungsdepression. Er fand heraus, dass es sich besonders für ihn lohnte, körperbezogene Vorgehensweisen zu machen, mit denen er sich körperlich-motorisch und damit auch psychisch lockern, entspannen und zugleich kräftigen konnte: Dazu gehörte Sport (er begann mit leichtem Joggen, das er langsam steigerte), progressive Muskelentspannung und angewandte Entspannung. Entspannungsverfahren lernte er akribisch und erstaunlich schnell. Nach einem Vierteljahr konnte er sich mit einem Wort sekundenschnell in nahezu jeder Lebenssituation entspannen. Damit fiel ihm die Unterrichtsvorbereitung wesentlich leichter.

Ihm wurde rasch klar, dass seine Befürchtungen irrational waren, woraufhin er sich beim Aufkommen von sorgenvollen Gedanken sofort in Gedanken zurief („Das denkst du dir nur!“). Mit diesem Satz, der für ihn eine Mischung aus Selbstsuggestion und Selbstanweisung war, konnte er seine Sorgen erstaunlich wirkungsvoll ad absurdum führen und beenden. Folglich benötigte er auch keine weiteren aufwendigen kognitiven Veränderungen. Neben der Entspannung und dem Gesundheitsverhalten war die Entdeckung seiner Schreibbegabung ein großer Gewinn. Darauf konzentrierte er sich mit viel Energie und schrieb wieder Tagebuch, ohne sich darin einseitig an negativen Ereignissen festzubeißen. Als Biologielehrer interessierte er sich für Tiere, Pflanzen und Umweltpolitik. Diesen Interessen ging er wieder aktiver nach und machte mit der Familie oder mit Freunden Städtereisen, um Naturkundemuseen und andere einschlägige Einrichtungen aufzusuchen. Weil er schon als Heranwachsender davon geträumt hatte, Tiergeschichten zu schreiben, versuchte er sich nun daran und war mit den Ergebnissen zufrieden. Vielleicht hat er sich inzwischen sogar getraut, die eine oder andere Geschichte bei einem Zeitschriftenverlag einzureichen.

Beispiel: Martin (Forts.)
Martin litt sowohl unter starker innerer Anspannung als auch unter einseitig verzerrten negativen Kognitionen. Er experimentierte mit vielen therapeutischen Vorgehensweisen, von denen sich folgende als hilfreich erwiesen: In ganz kleinen Schritten steigerte er seinen täglichen Ausdauersport (Radfahren und Schwimmen), bis er eine Stunde Körperbewegung durchhalten konnte. Progressive Muskelentspannung übte er sowohl direkt nach der Arbeit als auch beim Zubettgehen. Er schaffte es allerdings nicht mit Selbstanweisung, sondern musste eine CD mit Entspannungsinstruktionen auflegen. Zur Bekämpfung seiner täglichen Erschöpfungsphasen wurde für den frühen Abend ein Ritual eingeführt (Entspannungsübungen, sportliche Bewegung, warmes Essen, Fernsehen im Sitzen – Tagesschau, danach einen Krimi – Bettruhe nicht vor 22.00 Uhr). Damit kam er gut zurecht, die körperlichen Beschwerden der Angst wurden schwächer und er begann, das Antidepressivum auszuschleichen.

Er arbeitete nur halbherzig mit graduierter Sorgenkonfrontation, offensichtlich weil er nicht genügend Courage aufbringen konnte, um sich auf die Vorstellung von gefürchteten Situationen einzulassen. Er hielt auch kognitive Veränderungen nicht systematisch durch. Da es ihm schwerfiel, positive Empfindungen und Erlebnisse wahrzunehmen, sollte er jeden Tag mindestens drei angenehme Erlebnisse, körperliche Empfindungen, Gefühle oder Stimmungen und deren Auslöser im Sorgentagebuch festhalten. An den Wochenenden ging er mit seiner Freundin einkaufen, Radfahren und auch schon mal ins Kino. Beide wollten keine Freunde. Sie kümmerten sich auch wenig um den Sohn der Freundin. Seine übrige Freizeit setzte Martin ausschließlich für Gesundheitsverhalten und Regeneration ein. Mehr schaffte er einfach nicht. Von daher ist es nicht verwunderlich, dass er eineinhalb Jahre nach Therapieende erneut um Hilfe bat, weil seine Freundin sich in ihren Chef verliebt hatte und die Trennung wollte. Er fühlte sich wieder körperlich elendig und schleppte sich nur noch zur Arbeit. Aber er bemühte sich intensiv um seine Freundin und deren Sohn. Sie kam tatsächlich zurück – der Konkurrent wollte sich von seiner Frau nicht trennen. Nun leben beide wieder so wie zuvor, nur dass Martin seiner Freundin mehr im Haushalt hilft. Infolge der eingeschränkten Lebensführung und dem geringen Zutrauen, sich auf die Bearbeitung der Befürchtungen einzulassen, ist die Prognose für Martins Angst- und Depressionsentwicklung nicht sehr rosig.

Beispiel: Karin (Forts.)

Karin kam im Anschluss an eine verhaltenstherapeutische Behandlung in einer Klinik, die auf Angststörungen spezialisiert war. (Davor war sie jahrelang in tiefenpsychologischer Behandlung und fünf Monate in einer Tagesklinik gewesen.) In der Klinik überwand sie ihre agoraphobischen Ängste und vermied keine Angstsituationen mehr. Aber die Panikanfälle und Sorgenbereitschaft waren noch sehr ausgeprägt, sodass sie jeden Tag unter äußerst starker innerer Anspannung litt und sich wie getrieben und gehetzt fühlte. Beruhigende Medikamente hatte sie stets abgelehnt. Mit autogenem Training hörte sie schlagartig auf, nachdem sie einen heftigen Panikanfall mit Herzrasen während einer Entspannungsübung bekommen hatte.

Zur Bekämpfung der Panikneigung konfrontierte sie sich von nun an täglich mit zwei körperlichen Symptomen der Panik: Schwindel (Sie drehte sich mehrfach hintereinander, um schwindelig zu werden und hielt die dabei aufkommende Angst aus) und Herzrasen (dafür joggte sie entweder auf der Stelle oder rannte die Treppen hinauf und hinunter). Das brachte sie voran: Schon innerhalb eines Monats war die Befürchtung von weiteren Panikanfällen behoben. Um die ängstliche Anspannung zu verringern und ihren „inneren Schongang" aufzugeben, ging Karin dreimal die Woche Joggen und Walken und lernte Bauchatmung und progressive Muskelentspannung (zunächst mit geöffneten Augen, bis sie von allein zufielen). Mit Entspannung fand sie wieder leichter in den Schlaf. Das Achtsamkeitstraining interessierte sie sehr und sie integrierte es in ihre Entspannungsübungen.

Um die Sorgenbereitschaft zu überwinden, machte sie zum einen graduierte Konfrontation mithilfe einer Angsthierarchie, indem sie jede einzelne Sorgenstufe konsequent zu Ende dachte, und zum anderen Wirklichkeitsüberprüfungen. Zur Stärkung ihres Selbstwertgefühls schrieb sie anerkennende und lobende Worte von anderen auf, interviewte Nahestehende darüber, was sie an ihr schätzten (Partner, Sohn, Mutter, Schwester, Freundin) und machte vermehrt Selbstbehauptungsübungen mit dem genannten Personenkreis und zusätzlich noch mit ihrer Chefin. In der Beziehung fühlte sie sich in der Folge sehr viel sicherer. Schließlich entwarf sie ein Genusstraining für sich (unter anderem beachtete sie wieder besonders schöne Menschen, Designerarbeiten und atemberaubende Naturbilder). Mit gestärktem Selbstvertrauen wechselte sie noch vor dem Abschluss der Therapie in die Zahlungsverkehrsabteilung ihrer Bank, übernahm eine wesentlich anspruchsvollere Tätigkeit und erhöhte ihre Wochenarbeitszeit auf 30 Stunden.

Auf diese Weise bekam sie ihre Ängste in den Griff. Am Ende der Therapie erlebte sie sich in ihrem Selbstwertgefühl spürbar gestärkt.

Überlegen Sie am Ende Ihrer Selbsthilfebemühungen, was sich in Ihrem Leben inzwischen alles verändert hat, nachdem Sie Ihre Sorgen und Befürchtungen anders wahrnehmen und besser beeinflussen können. Was hören Sie von Freunden und Angehörigen?

11 Abschließender Überblick über Selbsthilfemöglichkeiten bei generalisierter Angst

Die generalisierte Angststörung tritt in den meisten Fällen gemeinsam mit anderen psychischen Störungen auf, besonders häufig mit panischen und phobischen Ängsten und Depressionen. Wesentliches Ziel ist, die unbegründete, übersteigerte Angst zu überwinden und eine sichere Einschätzung von Anzeichen für reale Gefahren zu entwickeln.

Je nachdem, welche spezielle Ausprägung die Störung hat, werden folgende therapeutische Schwerpunkte gesetzt:

- Für *besonders ängstlich erregte Personen* sind Entspannung, Sport und Konfrontation wirkungsvolle Vorgehensweisen. Vermeidungsverhalten wird mit Konfrontation abgebaut. Konfrontation hilft auch, negative Bewertungen der Angst zu verändern.
- *Personen*, die sich *viele Sorgen machen, oftmals grübeln und pessimistisch eingestellt* sind, profitieren nachhaltig von kognitiver Veränderung, Wirklichkeitsüberprüfung und der Wiederaufnahme einer sinnvollen und abwechslungsreichen Lebensführung.
- Beide Personengruppen haben einen Gewinn von *sinnvollen Aktivitäten* und *Gesundheitsverhalten*.
- Greifen weder Konfrontation noch kognitive Veränderung, könnte ein *Achtsamkeitstraining* helfen, bei dem die überängstliche Person lernt, die Angst zu zulassen und zu akzeptieren. Damit legt sich die generalisierte Angst mit der Zeit.

Überängstliche Personen sollten überlegen, welche Ausprägung der generalisierten Angst sie haben und dann mit den kognitiv-verhaltenstherapeutischen Behandlungsbausteinen im folgenden Kasten experimentieren, um eine gute Auswahl von therapeutischen Vorgehensweisen zu finden, die bei ihnen *wirken*:

Selbstbehandlungsbausteine

- *Selbstbeobachtung* der Angst und Notizen in einem Angst- und Sorgentagebuch schulen die Wahrnehmung von Sorgen und den Blick für erste Anzeichen von Angst.
- *Konfrontation* mit der Angst führt zur Gewöhnung an die Angst, wodurch sie abgeschwächt wird. Lassen ängstliche Personen die Angst zu und halten sie aus, geht sie zurück. Sie können sich konfrontieren (1) mit Befürchtungen und Sorgen auf der Vorstellungsebene, (2) mit echten Angstsituationen und (3) mit den körperlichen Symptomen der Angst. Konfrontation kann stufenweise oder massiv durchgeführt werden, je nachdem wie viel sich die ängstliche Person zutraut. Konfrontation führt auch zu einer veränderten Bewertung der Gefährlichkeit von Angstsituationen.
- *Kognitive Veränderung:* Künftige übertriebene Gefahren spuken in den Köpfen von überängstlichen Menschen herum. Wirklichkeitsüberprüfung und kognitive Veränderung verbessern die Informationsverarbeitung, verweisen übertriebene Befürchtungen in ihre Schranken und führen zu einer realistischen, für andere nachvollziehbaren Einschätzung von Angstsituationen. Vernünftige Gegenargumente und wirklichkeitsnahe Erwartungen werden gegen sorgenvolle dramatisierende Gedanken eingetauscht. Problemlösen und Probehandeln wirken der eigenen Hilflosigkeit entgegen.
- Eine abwechslungsreiche *Lebensführung* stärkt die Fähigkeit zur Angstbewältigung, die allgemeine Lebensfreude und das Selbstwertgefühl, insbesondere
  - Tages- und Wochenplanungen,
  - Aufmerksamkeitstraining, bei dem die Konzentration auf äußere Situationen und sinnvolle Beschäftigungen anstatt auf Angstgedanken gelegt wird,
  - Aktivieren von persönlichen Begabungen und Neigungen.
- *Gesundheitsverhalten* baut körperliche und psychische Widerstandskräfte auf. Zu einer gesunden Lebensführung gehören
  - Sport,
  - vitalstoffreiche Ernährung,

  - moderater Umgang mit Luxusdrogen wie Koffein, Nikotin und Alkohol,
  - Entspannung,
  - ausreichend Schlaf,
  - Genussfähigkeit.
- Achtsamkeitstraining, ein Training in konzentrierter Beachtung von kognitiven und körperlichen Empfindungen und Ereignissen, kommt besonders dann zum Tragen, wenn mit den therapeutischen Bausteinen Konfrontation und kognitive Veränderung keine Fortschritte erzielt werden. Bei einer Achtsamkeitsübung werden die Dinge so hingenommen, wie sie sind, auch das Angsterleben. Eine verbesserte Selbstaufmerksamkeit ist eine Alternative zu sorgenvollem Denken und Grübeln.

Das vorliegende Selbsthilfebuch soll ein Beitrag dazu sein, den Leser auf den Angstabbau in *Selbsthilfe* wie auch auf eine kognitive Verhaltenstherapie vorzubereiten.

Wer unter einer *ausgeprägten generalisierten Angststörung* leidet, sollte *fachmännische Hilfe* in Anspruch nehmen. *Kognitive Verhaltenstherapie* gilt als Therapie der Wahl. Eine Adressenliste mit Psychotherapeuten – darunter auch Verhaltenstherapeuten – in der näheren Umgebung schickt Ihnen Ihre Krankenkasse auf Anfrage zu.

Anhang

Genetische und neuropsychologische Grundlagen

Genetische Grundlagen liefern die notwendigen Rahmenbedingungen für das Erleben von Gefühlen. Babys mit ängstlich-scheuem Temperament zeigen schon von Geburt an die Bereitschaft, unruhig und ängstlich zu reagieren: Mehrere Gene sind an dem Temperament beteiligt, das mit Verhaltenshemmung auftritt.

Wie neuropsychologische Studien belegen, gehen mit jedem Gefühl und Verhalten bestimmte *Hirnprozesse* einher, die von Genen gesteuert werden. Die Vernetzung der Milliarden *Neuronen* (Reizleitungsglieder) und *Synapsen* (Verbindungen zwischen Zellen zur Reizübertragung) im Gehirn ermöglicht eine schier endlose Menge von Erregungs- und Kommunikationsmustern. Diese Kommunikationsnetzwerke bilden die Grundlagen des Erlebens. Je ausgewogener ihr Zusammenspiel, desto angemessener ist das Gefühlsleben und Verhalten.

Sinnes- und Lernerfahrungen, die im Laufe des Lebens gemacht werden, prägen diese Netzwerke. *Lernen* bedeutet ganz allgemein die Veränderung von Kognitionen, Gefühlen und Verhalten durch Erfahrung. Lernprozesse führen zur Vermehrung von Neuronen und zur Verdickung von Synapsen. Neuronale Vorgänge im Gehirn können mit neueren bildgebenden Hirnuntersuchungsverfahren sichtbar gemacht werden. Dazu gehören die funktionelle Magnet-Resonanz-Tomographie (fMRT) und die Positronen-Emissions-Tomographie (PET).

Verantwortlich für das gehäufte *Vorkommen von mehreren Angststörungen* in einer Person ist ein *Angst- oder Defensivnetzwerk im Gehirn*. Den neuropsychologischen Angsttheorien zufolge gibt es ein komplexes Zusammenspiel von vielen neuronalen Schaltkreisen. Diese Schaltkreise werden durch Hinweise auf Bedrohung und Gefahr aktiviert. *Dabei ist es einerlei, ob die Gefahr real gegeben ist oder ob es nur eine subjektive Einschätzung ist*, wie das bei der generalisierten Angststörung der Fall ist.

Die Folgen sind eine Aktivierung des Defensivsystems, das bedrohliche Reize wahrnimmt und Stress- oder Angstreaktionen automatisch zündet. Stressreaktion und Erwartungsangst werden hormonell gesteuert. Stellt sich die Person immer mehr auf Abwehr- und Vermeidungsverhalten ein, wird ihr Angst- und Defensivsystem besonders sensibilisiert. Bei chronischen Angstzuständen wie der generalisierten Angst ist dieses System ständig in erhöhter Erregungsbereitschaft: Die äußere Umgebung, die Sorgeninhalte und der Körper werden laufend nach bedrohlichen Hinweisreizen abgesucht. Infolgedessen sind überängstliche Personen anhaltend erregt und motorisch angespannt.

Generalisierte Angststörung tritt häufig gemeinsam mit anderen Angststörungen auf, weil sich viele neuronale Schaltkreise überlappen und miteinander kommunizieren. Sowohl bei generalisierter Angst als auch bei Panik kommt es zur Erregung des Sympathikus, einem Teil des vegetativen oder autonomen Nervensystems: Blitzschnell wird Adrenalin ausgeschüttet, der Blutdruck gesteigert und der Körper für Höchstleistung – Vermeidungs- und Angriffsreaktionen – mobilisiert. Ein zentrales autonomes Netzwerk, das im Limbischen System des Gehirns liegt, steuert diese Vorgänge und spielt eine entscheidende Rolle bei der Angstregulierung. Es ist auch verantwortlich für den Parasympathikus, der dem Sympathikus entgegenwirkt und die Erregung wieder senkt. Bei überängstlichen Menschen schafft es der Parasympathikus jedoch nicht mehr, das Angstsystem zu beruhigen, sodass die Betroffenen mit der Zeit erschöpft und deprimiert werden.

Überängstliche Personen sorgen sich viel und scannen unentwegt ihren Körper und die Umgebung auf der Suche nach Gefahr. Ihre Aufmerksamkeit ist an Reize gebunden, die ihnen Bedrohung und Gefahr signalisieren, und weniger an solche, die ungefährliche Hinweise erkennen lassen:

1. Beim Hinweis auf Gefahr kommt Erwartungsangst auf, der *Herzschlag* verlangsamt sich zunächst und beschleunigt sich dann.
2. Überängstliche Personen gehen bei Gefahr sofort in die Defensive und versuchen mit Sorgen der Angst Herr zu werden. *In ihrer allgemeinen Orientierung* sind sie durch die Fixierung auf Angst-

hinweise *eingeschränkt*. Beim sorgenvollen Denken vermeiden sie unbewusst, sich gefühlsmäßig mit der Bedrohung auseinanderzusetzen, und bleiben auch deshalb immer wieder für längere Zeit übererregt.

Beachte:

Überängstlichen Personen fällt es schwer, ihre Angst zu kontrollieren, weil sie das zentral gesteuerte Angst- und Defensivsystem nicht abschalten können.

In vielen Untersuchungen hat sich bestätigt, dass der *visuelle Teil des Gehirns* (visueller Cortex) von emotionalen Reizen (wie Gefahrensignalen) weit mehr in Anspruch genommen wird als von Reizen, die den Menschen gefühlsmäßig nicht berühren. Der visuelle Cortex ist somit auch das Eingangstor zur Verarbeitung von Angsterleben. Er steht in wechselseitiger Verbindung mit vielen anderen Hirnbereichen. Gemeinsam entscheiden sie über die emotionale Bedeutung der Gefahrenhinweise. Ein besonders wichtiger Bereich ist der Mandelkern (Amygdala). Dieses Gefühlszentrum ist zuständig für das Erlernen von Warnsignalen und für die Verarbeitung von Hinweisen auf Bedrohung und Gefahr.

Die Amygdala steht in wechselseitiger Verbindung mit der Insula und dem orbitofrontalen Cortex. In der Insula wird die momentane körperliche Verfassung der Person sichtbar, ebenso wie ihre Reaktion auf verschiedenartige Reize. Die Aufgabe des orbitofrontalen Cortex ist die Zuschreibung von bestimmten angenehmen oder unangenehmen gefühlsmäßigen Eigenschaften der wahrgenommenen Reize. Ängstliche Personen interpretieren viele Reize als Furcht einflößend.

Das hochkomplexe Netzwerk von Schaltkreisen ermöglicht schließlich noch die *Neubewertung der gefühlsmäßigen Eigenschaften von Reizen*. Hier besteht ein besonders wichtiger Ansatzpunkt für die kognitive Therapie: Wahrnehmungs- und Bewertungsprozesse können verändert werden. Die therapeutischen Wirkungen lassen sich mit bildgebenden Verfahren sichtbar machen.

Nehmen wir an, eine überängstliche Mutter befürchtet, ihrem 12-jährigen Sohn könnte auf der Klassenfahrt etwas zustoßen (Busunfall). Eine *Wirklichkeitsüberprüfung* verhilft ihr zu einer alternativen Sichtweise, nach der die gefürchtete Katastrophe höchstwahrscheinlich nicht eintreten wird. Diese Neubewertung wäre bei der Mutter im fMRT als neuronale Veränderung (geringere Durchblutung der Insula und des orbitofrontalen Kortex) zu sehen.

Etwas Ähnliches würde geschehen und sogar noch deutlicher in der fMRT oder im PET zu erkennen sein, wenn die Mutter mehrmals mit der Vorstellung, der Junge fährt auf Klassenfahrt, konfrontiert werden würde. Mithilfe der *Konfrontation* würde sich die Mutter zum einen an die Angst gewöhnen und zum anderen das bedrohliche Ereignis neu bewerten.

Alle therapeutischen Wirkungen, auch die als Folge einer *medikamentösen Behandlung*, lassen sich mit bildgebenden Verfahren sichtbar machen.

Beachte:

Unbegründetes Angsterleben (und seine neuronalen Bahnungen) kann mit Verhaltenstherapie oder Medikamenten erfolgreich behandelt werden. *Die Angstbahnungen werden allerdings nur gehemmt und bleiben somit bestehen.* Unter enormer Belastung kann zu einem späteren Zeitpunkt im Leben deshalb erneut Angst als Stressreaktion aufkommen.

Medikamentöse Therapie

Personen mit generalisierter Angststörung kommen sehr spät in Behandlung und haben dann meist schon eine weitere oder mehrere andere psychische Störungen entwickelt. Das erschwert die Behandlung, sodass öfter auf Medikamente zur Abstützung zurückgegriffen werden muss. Leider bekommen Patienten mit generalisierter Angststörung, die den Hausarzt aufsuchen, aber nur zu etwa einem Drittel nachweislich wirkungsvolle Medikamente verschrieben. Überängstliche Menschen sollten deshalb unbedingt einen Facharzt für Psychiatrie konsultieren.

Folgende *Antidepressiva* und weitere Mittel helfen bei generalisierter Angststörung:

- *SSNRI* (selektive Serotonin-Noradrenalin-Wiederaufnahmehemmer) gehören zur Gruppe der neueren Antidepressiva. Menschen mit generalisierter Angststörung sprechen besonders gut auf den Wirkstoff Venlafaxin (Handelsname: Trevilor) an.
  Zugelassene Indikationen: Generalisierte Angststörung, Depressionen.
- *SSRI* (selektive Serotonin-Wiederaufnahmehemmer) mit den Wirkstoffen Citalopram, Fluoxetin, Paroxetin, Sertralin usw. helfen bei Angststörungen und haben nur wenige Nebenwirkungen (Handelsnamen: Cipramil, Cipralex, Fluctin, Fluoxetin, Fevarin, Seroxat, Tagonis, Euplix, Paroxetin, Zoloft).
  Zugelassene Indikationen: Depressionen, generalisierte Angststörung, Zwangsstörung, Panikstörung mit oder ohne Agoraphobie, soziale Phobie, posttraumatische Belastungsstörung.
- *Trizyklische Antidepressiva* (Handelsnamen: Saroten, Amineurin, Equilibrin, Anafranil, Clomipramin-neuraxpharm, Aponal, Sinquan, Tofranil, Ludiomil, Insidon, Stangyl) werden Patienten empfohlen, die sowohl unter generalisierter Angststörung als auch unter Depressionen leiden. Diese älteren Antidepressiva haben aber mehr Nebenwirkungen als SSRI und SSNRI.
  Zugelassene Indikationen: Depressionen, angstbetonte Depressionszustände, generalisierte Angststörung, Zwangsstörung, Panikstörung mit oder ohne Agoraphobie.

- *Beruhigungsmittel oder Benzodiazepine* (Wirkstoff u. a. Alprazolam) sind zwar bei allen Angststörungen außerordentlich wirksam, machen aber in der Regel süchtig: Die Entzugserscheinungen beim Versuch, das Mittel abzusetzen, können heftig sein.
- *Neuroleptika* eignen sich nicht für die Behandlung von generalisierter Angststörung. Sie tragen zudem das Risiko von Spätschäden.
- *Betablocker* (Wirkstoff u. a. Propranolol) unterdrücken den Blutdruck und damit bis zu einem gewissen Grad auch die *körperlichen* Symptome der generalisierten Angst. An Nebenwirkungen werden Müdigkeit und Konzentrationsschwierigkeiten, manchmal auch depressive Verstimmungen genannt.
- *Antihistaminika* (Wirkstoff u. a. Hydroxyzin) werden gegen allergische Reaktionen eingesetzt und haben eine leicht sedierende und antidepressive Wirkung. Allerdings kommt es zu einer Toleranzentwicklung, sodass sie unruhigen Patienten mit generalisierter Angst nur bedingt helfen.

Kombinationsbehandlung: Patienten mit einer schweren generalisierten Angststörung fehlt oft die Kraft, Konfrontationsübungen und kognitive Therapie zu machen. In solchen Fällen ist eine kombinierte Behandlung indiziert, bei der kognitive Verhaltenstherapie mit einem Antidepressivum (SSRI oder SSNRI) kombiniert wird. Nach zwei bis drei Wochen regelmäßiger Einnahme dämpft das Antidepressivum die innere Unruhe und hellt die Stimmung des Patienten auf. Nun dürfte der Patient in der Lage sein, die kognitive Verhaltenstherapie durchzuführen. Sobald er bei der Umsetzung der Therapiebausteine sicher geworden ist, wird in Absprache mit dem Facharzt das Medikament in kleinen Schritten wieder ausgeblendet.

Faustregel für das gestufte Ausschleichen eines Medikaments: Ein Viertel weniger einnehmen, zwei bis drei Wochen warten, dann das nächste Viertel weglassen und wieder zwei bis drei Wochen warten usw.

Fragebogen zur Einschätzung der generalisierten Angststörung

In deutscher Sprache gibt es noch keinen bewährten Fragebogen für generalisierte Angststörung. Mithilfe dieser Fragensammlung können Sie aber unverbindlich für sich überprüfen, ob Sie zu einer generalisierten Angststörung neigen und wenn ja, in welchem Ausmaß.

Überprüfen Sie, welche der im Folgenden aufgeführten Sorgen und Befürchtungen bei Ihnen vorkommen. Kreuzen Sie in jeder Zeile an, wie stark die Befürchtung auf Sie zutrifft:

0 = gar nicht 1 = etwas 2 = mittelgradig 3 = vollkommen

	gar nicht	etwas	mittelgradig	vollkommen
1. Ich bin innerlich unruhig und nervös.	0	1	2	3
2. Ich fühle mich häufig unsicher.	0	1	2	3
3. Ich finde, andere erkennen mich oft nicht an.	0	1	2	3
4. Ich leide häufig an Muskelverspannungen.	0	1	2	3
5. Mein Leben hat keinen Sinn.	0	1	2	3
6. Es fällt mir schwer, mich zu entspannen.	0	1	2	3
7. Ich habe viele körperliche Reaktionen.	0	1	2	3
8. An manchen Tagen zucken oder verkrampfen sich meine Muskeln.	0	1	2	3
9. Ich bin oft unkonzentriert und vergesslich.	0	1	2	3
10. Andere halten mich für wenig attraktiv.	0	1	2	3
11. Freunde wenden sich von mir ab.	0	1	2	3
12. Mir fehlt es an guten Ideen.	0	1	2	3

	gar nicht	etwas	mittelgradig	vollkommen
13. Ich verliere meine feste Beziehung.	0	1	2	3
14. Ich bin wesentlich reizbarer als vor einigen Jahren.	0	1	2	3
15. Tagsüber bin ich häufig müde und erschöpft.	0	1	2	3
16. Ich blamiere mich vor anderen.	0	1	2	3
17. Ich habe keine Zuversicht und Hoffnung.	0	1	2	3
18. Ich mache mir finanzielle Sorgen.	0	1	2	3
19. Ich kann meine Rechnungen nicht bezahlen.	0	1	2	3
20. Meine Familie ärgert sich über mich.	0	1	2	3
21. Ich komme oft zu spät.	0	1	2	3
22. Mir fehlt das Geld für Urlaubsreisen.	0	1	2	3
23. Ich habe Ein- und Durchschlafstörungen.	0	1	2	3
24. Ich habe Appetitstörungen.	0	1	2	3
25. Ich habe Angst, nicht mehr geliebt zu werden.	0	1	2	3
26. Ich verliere die Übersicht.	0	1	2	3
27. Ich bin nicht durchsetzungsfähig.	0	1	2	3
28. Ich mache viele Fehler bei der Arbeit.	0	1	2	3
29. Ich schaffe mein Arbeitspensum nicht.	0	1	2	3
30. Meine Berufsaussichten sind nicht gut.	0	1	2	3

	gar nicht	etwas	mittelgradig	vollkommen
31. Am Ende eines Arbeitstages bin ich erschöpft und habe keine Energie mehr für irgendwelche Unternehmungen.	0	1	2	3
32. Ich erreiche nicht genug im Leben.	0	1	2	3
33. Ich habe häufig Schmerzen.	0	1	2	3

Hinweise für die Auswertung: Die Zahlen in den angekreuzten Kästchen werden addiert. 99 Punkte können insgesamt erreicht werden. Liegen Sie mit Ihrer Gesamtpunktzahl innerhalb einer Punktspanne von 75 bis 99 Punkten, dann dürften Sie besonders überängstlich und auch pessimistisch sein. 55 bis 74 Punkte weisen auf eine mittelgradige und 30 bis 54 Punkte auf eine eher leichte generalisierte Angststörung hin.

Angst- und Sorgentagebuch

Um zu sehen, wie anhaltend Sie sich Sorgen machen und ob Sie zwischendurch auch sorgenfreie Tage haben, füllen Sie jeden Abend vor dem Zubettgehen die Spalten des Angst- und Sorgentagebuchs aus. Hier ein Beispiel aus dem Angst- und Sorgentagebuch eines Patienten:

Datum	Auslöser	Sorgenthemen	Ängstliche Erregung 1–10 (schwach)–(stark)	Angst-Symptome weitere missliche Gefühle	Befürchtete Katastrophen Wie stark wird daran geglaubt? (1–100 %)	Wie lange hielten die Sorgen an?	Was hat das Sorgen unterbrochen oder beendet?
3.2.2016	Niedrig-zinspolitik in Europa	Meine Wert-papiere verlieren an Wert: Wir dürfen nicht mehr so viel ausgeben	Die Erregung schwankte zwischen 3–5–6	Druck auf der Brust, Übel-keit, Aufmerk-samkeits-probleme	Im Alter müssen wir in Armut leben 90 %	Immer wieder den ganzen Tag über	Telefonate, Mahlzeiten mit Kollegen und der Familie, Zeitungslektüre
	dto.	Die Arbeits-auflagen am Arbeitsplatz schaffe ich nicht	5–6	dieselben, Druck auf dem Kopf	Kündigung, Hartz-IV 80 %	dto.	dto.
	dto.	Meine Kinder können nicht die Ausbildung ihrer Wahl machen usw.	4–6	dieselben, leichte Kopfschmerzen bin depressiv und lustlos usw.	Unsere Kinder stürzen sozial ab 85 % usw.	dto.	dto.

Sind Sie häufiger depressiv verstimmt oder haben Sie andere unangenehme Gefühle, dann notieren Sie diese bitte in der 5. Spalte unter Angstsymptomen. Sollten Sie zwei Wochen und länger jeden Tag depressiv sein, dann haben Sie neben der generalisierten Angststörung auch noch eine depressive Störung (vgl. S. 64).

Angst- und Sorgentagebuch – Vorlage

Datum	**Auslöser**	**Sorgenthemen**	**Ängstliche Erregung** 1–10 (schwach)–(stark)	**Angst-Symptome** weitere missliche Gefühle	**Befürchtete Katastrophen** Wie stark wird daran geglaubt? (1–100 %)	**Wie lange hielten die Sorgen an?**	**Was hat das Sorgen unterbrochen oder beendet?**

Anleitung zur progressiven Muskelentspannung von Jacobsen

Die Entspannungsübungen werden in bequemer Haltung (im Sitzen oder Liegen) durchgeführt. Schließen Sie die Augen, um die Reize in Ihrer Umgebung auszublenden. Sie können sie aber auch offen lassen, wenn Ihnen das lieber ist.

Während der übrige Körper locker bleibt, werden hintereinander die unten aufgeführten Muskelgruppen für etwa 5 bis 10 Sekunden – solange wie Sie möchten – kräftig angespannt, ohne dass es unangenehm wird oder schmerzt, und danach wieder gelockert. Weil der Muskel gerade angespannt war, nehmen Sie die *Ent*spannung deutlich wahr. Probieren Sie aus, wie lange Sie die Muskeln anspannen möchten und wie lange Sie diese entspannt haben wollen (5, 7 oder 9 Sekunden). Die Anspannungs- und Entspannungszeit muss nicht gleich lang sein.

Achten Sie auf die körperlichen Empfindungen, die Sie beim Hin- und Herpendeln zwischen Anspannung und Entspannung erleben. Sollten Alltagsgedanken, beliebige Vorstellungen oder unangenehme Gedanken auftreten, was anfangs häufiger der Fall ist, schieben Sie diese einfach beiseite und konzentrieren sich wieder auf die Selbstanleitung, den Spannungszustand der einzelnen Muskeln und andere körperliche Empfindungen. Sie können auch dem leichten und lockeren Fließen der Atmung folgen.

Folgende Muskelgruppen werden der Reihe nach (ein- bis zweimal hintereinander) angespannt und wieder entspannt:

1. Die rechte Hand zur Faust ballen.
2. Die linke Hand zur Faust ballen.
3. Beide Hände zu Fäusten ballen.
4. Den rechten Oberarmmuskel (Bizeps) anspannen.
5. Den linken Oberarmmuskel anspannen.
6. Beide Oberarmmuskeln anspannen.
7. Die Schultern anheben und langsam nach vorne und dann nach hinten rollen.
8. Das Kinn in Richtung Brust beugen.
9. Die Zähne zusammenbeißen und die Mundwinkel wie beim Sprechen eines „E“ in die Breite ziehen.
10. Die Augenbrauen hochziehen und festhalten.

11. Tief einatmen und die Luft anhalten.
12. Die Bauchmuskeln weit rausdrücken und fest anspannen, anschließend angespannt nach innen ziehen.
13. Die Gesäßmuskeln anspannen.
14. Die rechte Ferse in den Boden drücken.
15. Die linke Ferse in den Boden drücken.
16. Beide Fersen in den Boden stemmen.
17. Die Zehen beider Füße nach oben in Richtung Nase ziehen.

Sobald Sie alle Muskelgruppen ein- oder zweimal angespannt und entspannt haben, richten Sie Ihre Aufmerksamkeit nacheinander auf jede dieser Muskelgruppen. Stellen Sie sich vor, wie die Entspannung immer tiefer wird.

Bevor Sie aus der Entspannung herauskommen, zählen Sie rückwärts von 4 bis 1 und sagen sich: „Ich bin hellwach und erfrischt." Gähnen und räkeln Sie sich. Lassen Sie sich Zeit mit dem Aufstehen.

Üben Sie die progressive Muskelentspannung ein- bis zweimal täglich. Legen Sie verbindlich fest, wann Sie üben, sonst laufen Sie Gefahr, es immer wieder hinauszuschieben. Einmal könnten Sie z. B. beim Zubettgehen üben. Sollten Sie in der Nacht aufwachen, können Sie erneut Entspannungsübungen machen. Auch nach dem Mittagessen wäre eine gute Zeit zum Üben oder wenn Sie von der Arbeit kommen.

Falls Sie einen Muskelkrampf bekommen, spannen Sie diesen Muskel für eine Weile nicht mehr so fest an. Bekommen Sie bei der Entspannungsübung Angst, die Kontrolle zu verlieren, dann machen Sie die Übungen zunächst mit offenen Augen, bis Sie mehr Zutrauen in das Vorgehen gewonnen haben. Passieren kann Ihnen nichts (nur Menschen mit Epilepsie sollten sie lieber nicht machen, um einen Krampfanfall zu verhüten). Wenn Sie sehr müde sind, schlafen Sie gleich ein; das ist nicht immer erwünscht. Versuchen Sie nicht mit aller Gewalt, sich zu entspannen; daraus wird meistens nichts. Sie sollten auch Gedanken an Erlebnisse oder an Dinge, die Sie noch verrichten müssen, beiseiteschieben und sich voll auf die Entspannungsübung konzentrieren.

Sollten Sie nach zweiwöchigem Selbstversuch noch immer Schwierigkeiten haben, sich auf die progressive Muskelentspannung einzulassen, dann überlegen Sie, ob es nicht besser wäre, einen Kurs zu belegen (Volkshochschule, Krankenkasse, niedergelassener Verhaltenstherapeut).

Lernen Sie zuerst, sich richtig zu entspannen, bevor Sie die progressive Muskelentspannung beim Aufkommen von Angst einsetzen. Sie werden sicherlich einige Wochen dafür benötigen. Viel Erfolg!

Anleitung zur angewandten Entspannung nach Öst[2] und zur Systematischen Desensibilisierung nach Wolpe

Die angewandte Entspannung zielt darauf ab, Ängste und Verspannungen in kürzester Zeit abzubauen. Um das zu erreichen, muss besonders regelmäßig und intensiv geübt werden. Erst nach Monaten wird es Ihnen gelingen, die innere Anspannung im Nu abzubauen.

Gehen Sie in folgenden Schritten vor:

1. *Lange Fassung der progressiven Muskelentspannung* durchführen wie auf Seite 152 bis 154 beschrieben (Dauer der Übung: 15 bis 20 Minuten).
2. *Kurze Fassung der progressiven Muskelentspannung:* Bei diesem Schritt werden mehrere Muskelgruppen gleichzeitig angespannt und entspannt (Dauer: 5 bis 7 Minuten). Die einzelnen Schritte sind:
   - Beide Hände zur Faust ballen und die Arme auf eine Unterlage (Armlehnen) oder in die Taille drücken.
   - Die Schultern nach oben ziehen und die Schulterblätter nach hinten gegeneinanderdrücken.
   - Das Kinn zur Brust senken und den Kopf gleichzeitig nach hinten schieben.
   - Die Zähne zusammenbeißen, die Mundwinkel breit machen (wie beim Sprechen eines „Eee“) und gleichzeitig die Augenbrauen hochziehen.
   - Tief einatmen und die Luft für einen Moment anhalten.
   - Die Bauchmuskeln anspannen und den Bauch einziehen.
   - Die Gesäßmuskeln anspannen.
   - Beide Fersen in den Boden drücken und die Zehen in Richtung Nase ziehen.

   Bleiben Sie eine Weile sitzen oder liegen und richten Sie Ihre Aufmerksamkeit wieder nacheinander auf die einzelnen Muskelgruppen, die Sie gerade angespannt und wieder gelockert haben. Nehmen Sie wahr, wie entspannt Sie sind.

   Zählen Sie nun rückwärts von 4 bis 1 und kommen Sie aus der Entspannung mit dem Satz heraus: „Ich bin hellwach und erfrischt.“ Strecken und räkeln Sie sich.

2 In Anlehnung an die Darstellung in Becker und Margraf (2016).

Üben Sie diese Fassung der angewandten Entspannung zweimal täglich, bis Sie sich damit richtig schön entspannen können. Gehen Sie jetzt zum nächsten Abschnitt über.

3. *Nur noch entspannen:* In diesem Lernabschnitt ist das Ziel, Muskelverspannungen zu lockern, ohne dass die Muskeln vorher angespannt werden. Leiten Sie sich in Gedanken entsprechend an und entspannen Sie die Muskelgruppen nacheinander, *ohne sie vorher anzuspannen* (Dauer: 5 bis 7 Minuten). Gehen Sie nun in der Vorstellung den Körper von oben bis unten durch und entspannen Sie nacheinander Hände, Arme, Schultern, Nacken, Hals, Gesicht, Brust, Bauch, Po, Beine, Füße.
   Üben Sie diesen Abschnitt dreimal täglich so oft, bis Sie sich tiefer entspannen können. Ein untrügliches Zeichen für tiefe Entspannung ist, dass Sie bisweilen dabei einschlafen.
4. *Entspannung mit Selbstinstruktion:* Lernen Sie jetzt, sich auf ein selbst gewähltes Wort hin zu entspannen, ohne die einzelnen Muskelgruppen durchzugehen. Das Wort (oder Mantra) kann „leicht", „schöööön", „entspannt", „Ruuuhe" oder „ruuuhig" sein oder was immer Sie mögen. Setzen oder legen Sie sich bequem hin und entspannen Sie sich mehrfach täglich mit dem Wort oder Mantra Ihrer Wahl (Dauer: 2 bis 3 Minuten).
   Richten Sie gleichzeitig die Aufmerksamkeit auf Ihre Atmung. Um noch entspannter zu werden, können Sie das *Ausatmen verlängern* (vgl. Bauchatmung, S. 123).
   Sobald Sie sich mit Ihrem Mantra sicher entspannen können, gehen Sie zum nächsten Schritt über.
5. *Entspannen in allen Lagen:* Die angewandte Entspannung wird nun mit offenen Augen in unterschiedlichen Situationen und Körperhaltungen wie unter (4) geübt – mit dem Mantra bis zu 15-mal am Tag im Sitzen, Liegen, Stehen, Gehen, Laufen, Rennen, beim Telefonieren oder in Gesprächen (Dauer: 60 bis 90 Sekunden).
6. *Schnelle Entspannung:* Zum Schluss wird die rasche Entspannung *in verschiedenen* Situationen 20-mal täglich trainiert. Konzentrieren Sie sich wieder auf die Atmung, scannen Sie den Körper auf der Suche nach angespannten Muskelpartien und lockern Sie diese (Dauer: 20 bis 30 Sekunden).

Training ist alles. Üben Sie viel! Eventuell brauchen Sie Erinnerungszeichen, um das Üben nicht zu vergessen. Setzen Sie sich dort Zeichen, wo Sie mehrfach am Tag hinschauen, z. B. auf ihre Armbanduhr, auf den Badezimmerspiegel oder auf die Eisschranktür.

Weiterführende Literatur

Ambühl, H. (2011). *Wege aus dem Zwang. Wie Sie Zwangsrituale verstehen und überwinden*. Ostfildern: Patmos.

Bandelow, B., Boerner, R. J., Kasper, S., Linden, M., Wittchen, H.-U. & Möller, H.-J. (2013). Generalisierte Angststörung. Diagnostik und Therapie. *Deutsches Ärzteblatt, 110,* 300–310.

Becker, E. S. & Margraf, J. (2016). *Generalisierte Angststörung. Ein Therapieprogramm* (3. Auflage). Weinheim: Beltz.

Craske, M. G. & Barlow, D. H. (2016). *Meistern Sie Angst und Sorgen! Generalisierte Angststörung bewältigen – ein Patientenmanual*. Göttingen: Hogrefe.

Fehm, L. & Wittchen, H.-U. (2009). *Wenn Schüchternheit krank macht* (2., korrigierte Auflage). Göttingen: Hogrefe.

Hautzinger, M. (2006). *Ratgeber Depression. Informationen für Betroffene und Angehörige*. Göttingen: Hogrefe.

Hofmann, E. (2013). *Erfolgreiches Stressmanagement*. Göttingen: Hogrefe.

Hoyer, J., Beesdo, K. & Becker, E. S. (2016). *Ratgeber Generalisierte Angststörung. Information für Betroffene und Angehörige* (Ratgeber zur Reihe Fortschritte der Psychotherapie, Bd. 15, 2., aktualisierte Auflage). Göttingen: Hogrefe. http://doi.org/10.1026/02708-000

Krampen, G. (2012). *Progressive Relaxation. Ein alltagsnahes Übungsprogramm.* Göttingen: Hogrefe.

Schmidt-Traub, S. (2016). *Angst bewältigen. Selbsthilfe bei Panik und Agoraphobie* (6. Auflage). Berlin: Springer. http://doi.org/10.1007/978-3-662-49485-1

Literatur

American Psychiatric Association (APA). (2015). *Diagnostisches und Statistisches Manual Psychischer Störungen – DSM-5* (Deutsche Ausgabe herausgegeben von Peter Falkai und Hans-Ulrich Wittchen, mitherausgegeben von Manfred Döpfner et al.). Göttingen: Hogrefe.

Becker, E. S. & Margraf, J. (2016). *Generalisierte Angststörung. Ein Therapieprogramm* (3. Auflage). Weinheim: Beltz.

Öst, L.-G. (1987). Applied relaxation: Description of a coping technique and review of controlled studies. *Behaviour Research & Therapy, 25,* 397–409. http://doi.org/10.1016/0005-7967(87)90017-9

World Health Organization (WHO). (2016). *Internationale Klassifikation psychischer Störungen. ICD-10 Kapitel V (F). Klinisch-diagnostische Leitlinien* (herausgegeben von H. Dilling, W. Mombour und M. Schmidt, 10., überarb. Aufl.). Bern: Huber.

Sachregister

Buchtipps

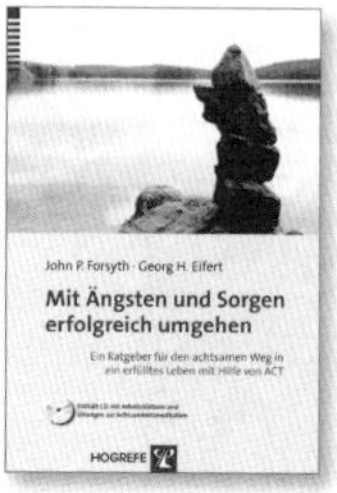

John P. Forsyth /
Georg H. Eifert

Mit Ängsten und Sorgen erfolgreich umgehen

Ein Ratgeber für den achtsamen Weg in ein erfülltes Leben mit Hilfe von ACT

2010, 245 Seiten,
€ 24,95 / CHF 35.50
ISBN 978-3-8017-2249-4
Auch als eBook erhältlich

Der Ratgeber liefert ein wirkungsvolles Selbsthilfeprogramm zum erfolgreichen Umgang mit Ängsten und Sorgen. Mithilfe des ACT-Ansatzes lernen Betroffene, ihre Aufmerksamkeit von der Angst weg auf das zu richten, was ihnen wirklich wichtig ist im Leben.

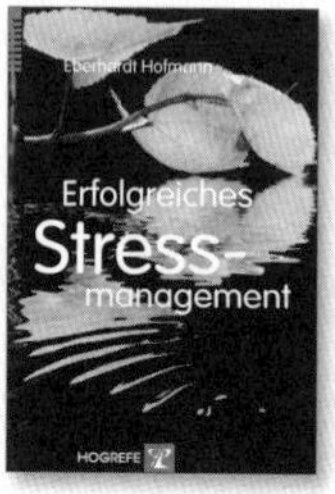

Eberhardt Hofmann

Erfolgreiches Stress-management

2013, 252 Seiten,
Kleinformat,
€ 22,95 / CHF 32.90
ISBN 978-3-8017-2490-0
Auch als eBook erhältlich

Der Band vermittelt praktische Methoden zum erfolgreichen Stressmanagement. Er stellt wissenschaftlich untermauerte Techniken zur kurzfristigen Kontrolle des Stressgeschehens sowie zur langfristigen Bewältigung von Stress vor.

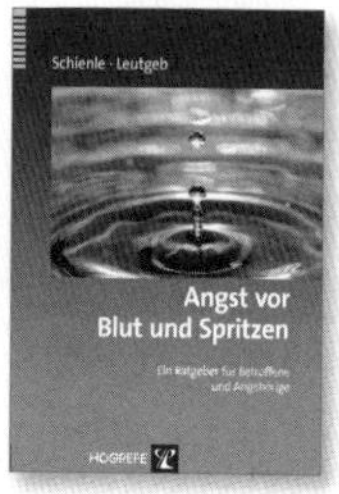

Anne Schienle /
Verena Leutgeb

Angst vor Blut und Spritzen

Ein Ratgeber für Betroffene und Angehörige

(Ratgeber zur Reihe: „Fortschritte der Psychotherapie“, Band 29)
2014, 59 Seiten,
Kleinformat,
€ 8,95 / CHF 13.50
ISBN 978-3-8017-2596-9
Auch als eBook erhältlich

Der Ratgeber beschreibt die Kennzeichen, Besonderheiten und Entstehung der Blut-Spritzen-Verletzungsphobie. Es werden Möglichkeiten der Selbsthilfe aufgezeigt und erläutert, welche Unterstützung eine psychotherapeutische Behandlung bieten kann.

www.hogrefe.com

hogrefe